医药高等职业教育校企双元新形态教材

婴幼儿保健与护理技能指导

（供护理、助产、婴幼儿托育服务与管理专业用）

主　编　高丽玲　王艺艺

副主编　何晓秋　黄惠琴

编　者（以姓氏笔画为序）

马铎容（惠州城市职业学院）

王艺艺（惠州卫生职业技术学院）

邓韶娟（惠州市惠城区保华铂郡幼儿园）

田静莉（惠州市第二妇幼保健院）

冯家宝（惠州卫生职业技术学院）

何佳梅（惠州市惠城区桥东幼儿园）

何晓秋（惠州卫生职业技术学院）

沈静美（惠州城市职业学院）

林　芸（惠州市第一人民医院）

郑良芬（惠州卫生职业技术学院）

钟晓璇（惠州卫生职业技术学院）

高　娟（惠州卫生职业技术学院）

高丽玲（惠州卫生职业技术学院）

黄惠琴（惠州城市职业学院）

戴柔柔（惠州城市职业学院）

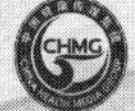

中国健康传媒集团
中国医药科技出版社
·北京

内 容 提 要

本教材是“医药高等职业教育校企双元新形态教材”之一。本教材以国家职业标准为依据，以职业能力发展为目标，以典型工作任务为载体，实现“工学结合”一体化人才培养模式，紧跟产业发展趋势和行业人才需求，将“1+X”幼儿照护证书、护士执业资格考试大纲、育婴员及保育师新标准纳入教材内容。全书共4个模块（疾病救护、日常保健、生活照料、早期发展），41个项目。每个项目编写包括情境导入、工作任务、学习目标、知识储备、操作前准备、操作方法、操作后处理、整体评价、注意事项、过关测验、想一想等内容，并附有考核标准与评价表。

本教材适用于高职护理、助产、婴幼儿托育服务与管理专业师生教学使用，亦可作为相关专业教学人员的参考用书。

图书在版编目（CIP）数据

婴幼儿保健与护理技能指导 / 高丽玲，王艺艺主编．—北京：中国医药科技出版社，2023.8（2025．8重印）．

医药高等职业教育校企双元新形态教材

ISBN 978-7-5214-3745-4

Ⅰ．①婴…　Ⅱ．①高…　②王…　Ⅲ．①婴幼儿－保健－高等职业教育－教材②婴幼儿－护理－高等职业教育－教材　Ⅳ．①R174

中国国家版本馆CIP数据核字（2023）第146648号

美术编辑　陈君杞
版式设计　南博文化

出版　**中国健康传媒集团**｜中国医药科技出版社
地址　北京市海淀区文慧园北路甲22号
邮编　100082
电话　发行：010-62227427　邮购：010-62236938
网址　www.cmstp.com
规格　787×1092mm 1/16
印张　14 1/2
字数　291千字
版次　2023年8月第1版
印次　2025年8月第2次印刷
印刷　大厂回族自治县彩虹印刷有限公司
经销　全国各地新华书店
书号　ISBN 978-7-5214-3745-4
定价　55.00元

获取新书信息、投稿、为图书纠错，请扫码联系我们。

前 言

为贯彻落实《国家职业教育改革实施方案》《职业教育提质培优行动计划（2020—2023年）》《关于推动现代职业教育高质量发展的意见》等有关文件精神，不断推动职业教育教学改革，以助力培养高素质技术技能人才，我校组织编写了校企双元合作开发系列教材。

党的二十大报告指出，要办好人民满意的教育，全面贯彻党的教育方针，落实立德树人根本任务，培养德智体美劳全面发展的社会主义建设者和接班人。教材是教学的载体，高质量教材在传播知识和技能的同时，对于践行社会主义核心价值观，深化爱国主义、集体主义、社会主义教育，着力培养担当民族复兴大任的时代新人发挥巨大作用。

本教材坚持教育性、职业性、实用性、适用性的原则，将理论与实操有机结合，有效融入思政元素和劳动教育，全书图文并茂，流程简洁清晰，符合职业院校学生学习认知特点。本教材结合儿科护士、育婴员、保育师等多元岗位需求，融入“1+X”幼儿照护证书、护士执业资格考试、育婴员及保育师相关内容，力求反映行业新标准，新进展。全书共4个模块，41个项目，涉及疾病救护、日常保健、生活照料和早期发展。

本教材每个项目编写包括情境导入、工作任务、学习目标、知识储备、操作前准备、操作方法、操作后处理、整体评价、注意事项、过关测验、想一想等内容，并附有考核标准与评价表。

本教材编写分工如下：高丽玲、王艺艺、何晓秋、钟晓璇、冯家宝、高娟、郑良芬负责疾病救护、日常保健、生活照料模块的编写。黄惠琴、戴柔柔、马铎容、沈静美负责早期发展模块的撰写。感谢林芸、田静莉、邓韶娟、何佳梅给予专业指导。

本教材在编写过程中得到各参编院校领导和同道的鼎力帮助，在此致以最真诚的感谢！因编者学识水平所限，教材中难免有缺点和不当之处，敬请各位读者批评指正。

编 者

2023年3月

目 录

模块一 疾病救护

模块二 日常保健

模块三　生活照料

模块四 早期发展

模块一　疾病救护

项目一 小儿气管异物急救术

情境导入

思思，女，19个月，在托育机构吃午饭时和其他小朋友说话，正在吃排骨的思思噗嗤一下被逗笑了，很快小脸憋得通红，并剧烈咳嗽，说不出话来。

【工作任务】

1. 请你判断思思目前出现了什么情况？
2. 作为现场照护者，请运用正确的方法将异物排出。

学习目标

素质目标 1. 树立“时间就是生命”的急救意识，提升面对危机应变力。
2. 建立“爱伤”观念，树立关爱患儿的职业精神。

知识目标 1. 识别气管异物常见的临床表现。
2. 说明气管异物常见的原因。
3. 解释拍背压胸法、海姆立克急救术能排出气管异物的原理。

能力目标 1. 能依据年龄等具体情况采用适宜的急救手法对气管异物的患儿施救。
2. 能指导他人正确实施气管异物急救术。

【知识储备】

1. 气管异物是日常生活中常见急症之一。儿童由于牙齿发育不完善，咀嚼功能不健全，无法充分嚼碎食物；会厌软骨发育不成熟，气管较成人狭窄，活泼好动，好奇心强，以及不良的进食习惯，如边进食边说笑嬉戏等，较成人更易发生气管异物。

2. 气管异物临床表现：当气管不完全梗阻时，患儿出现呛咳、面色发绀；当气管完全梗阻时，患儿不能呼吸、不能咳嗽、不能哭出声。部分较大儿童发生气管异物常不由自主地以一只手或双手紧贴颈前喉部，称为“V”形手势，可视为求救信号。

3.气管异物急救术的原理是通过挤压腹部，使膈肌上抬，肺部受压空气上移，从而将阻塞气管的异物冲出。

4.当出现气管完全梗阻时，黄金抢救时间仅4分钟，必须分秒必争、立即施救。1岁及1岁以内的婴儿出现气管异物时采用拍背压胸法；1岁以上的儿童出现气管异物时采用海姆立克急救术。

【操作前准备】

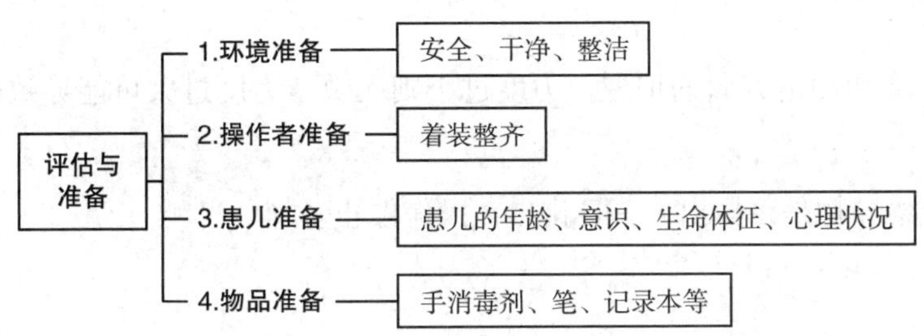

【操作方法】

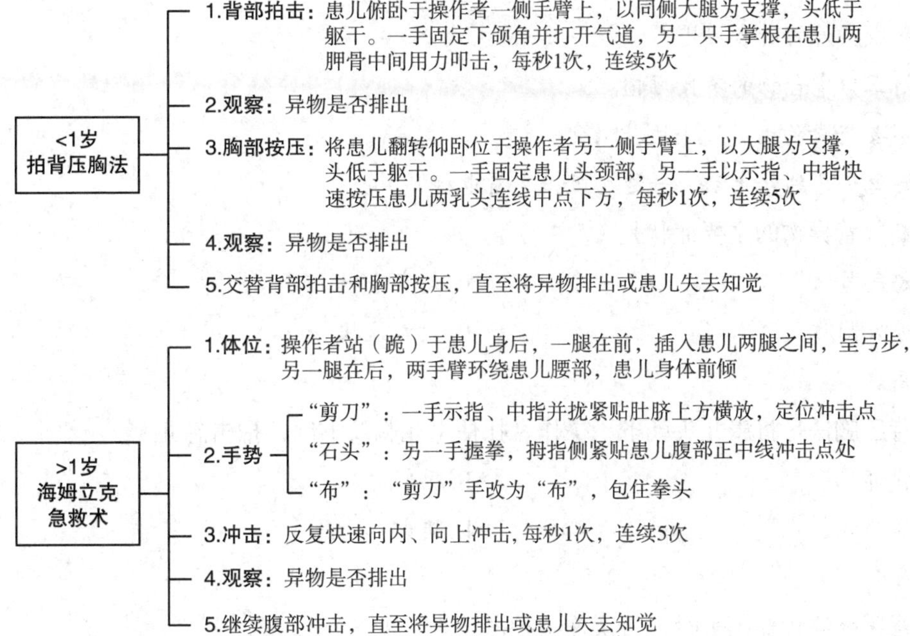

【操作后处理】

1.安抚患儿情绪并安排休息。

2.和家长沟通，告知处理过程与结果，指导气管异物急救与预防措施。

3.整理用物，洗手，记录患儿情况及处置过程。

【整体评价】

1.着装整齐规范，沉着冷静。

2.操作规范，动作熟练，患儿得到正确的急救。

3.操作过程中，关心安抚患儿。

4.和家长有效沟通，取得配合治疗。

【注意事项】

1.操作过程中注意力度和冲击方向的把握。力度过小则无效，力度过大可能导致肋骨骨折等损伤。

2.操作过程中随时观察异物是否排出，一旦排出，操作停止。

【过关测验】

1.以下关于预防气管异物的说法错误的是（　　）

A.避免给3~5岁以下儿童食用花生、瓜子、豆类等食物

B.养成良好的进食习惯

C.纠正口中含物的不良习惯

D.不要将食物切成细小块状喂食

E.避免小儿到处走动，一边吃饭一边看电视

2.判断气管异物的主要症状是（　　）

A.憋气呛咳　　B.大声呼叫

C.呼吸困难　　D.缺氧症状

E.高热

3.拍背压胸法是将患儿头朝下，操作者托住患儿胸及下颌，拍击患儿（　　）

A.背部　　B.腰部

C.颈部　　D.腿部

E.头部

4.拍背压胸法背部拍击时，每次连续拍击（　　）

A.1次　　B.2次

C.3次　　D.4次

E.5次

5.海姆立克急救术的原理是，通过挤压（　　）内的气体，迫使异物向外排出

A.腹腔　　B.胸腔

C.气管　　D.咽部

E.喉部

【想一想】

齐齐，男，8月龄，奶奶一边喂齐齐吃胡萝卜玉米瘦肉粥，一边跟齐齐说话，忽然齐齐剧烈咳嗽，小脸憋得通红。如果你在现场，你该怎么做?

附：气管异物急救术的考核标准与评价表（见下页）

气管异物急救术的考核标准与评价表

姓名：　　　　　　学号：　　　　　　班级：　　　　　　分数：

<table>
<tr><th>项目</th><th colspan="2">考核评价要点</th><th>分值</th><th>扣分</th><th>得分</th></tr>
<tr><td>目的
（4分）</td><td colspan="2">患儿气管异物排出、呼吸恢复正常</td><td>4</td><td></td><td></td></tr>
<tr><td rowspan="4">操作前准备
（16分）</td><td>环境</td><td>安全、干净、整洁</td><td>4</td><td></td><td></td></tr>
<tr><td>操作者</td><td>着装整齐</td><td>4</td><td></td><td></td></tr>
<tr><td>患儿</td><td>年龄、生命体征、意识状态、心理情况</td><td>4</td><td></td><td></td></tr>
<tr><td>物品</td><td>准备齐全</td><td>4</td><td></td><td></td></tr>
<tr><td rowspan="9">操作方法
（45分）（二者选一项进行评分）</td><td rowspan="5">拍背压胸法</td><td>1.拍背：患儿俯卧于操作者一侧手臂上，头低于躯干。一手固定下颌角并打开气道，另一只手掌根在患儿两肩胛骨间叩击，每秒1次，连续5次</td><td>15</td><td></td><td></td></tr>
<tr><td>2.观察：异物是否排出</td><td>5</td><td></td><td></td></tr>
<tr><td>3.压胸：患儿翻转仰卧位于操作者另一侧手臂上，头低于躯干。一手固定患儿头颈位置，另一手以示指、中指快速按压患儿两乳头连线中点下方，每秒1次，连续5次</td><td>15</td><td></td><td></td></tr>
<tr><td>4.观察：异物是否排出</td><td>5</td><td></td><td></td></tr>
<tr><td>5.交替拍背和压胸，至异物排出或患儿失去知觉</td><td>5</td><td></td><td></td></tr>
<tr><td rowspan="4">海姆立克
急救术</td><td>1.体位：操作者站（跪）丁患儿身后，一腿在前，插入患儿两腿之间，另一腿在后，两手臂环绕患儿腰部，患儿身体前倾</td><td>15</td><td></td><td></td></tr>
<tr><td>2.冲击：操作者一手握拳，拇指侧紧抵患儿腹部正中线肚脐上方两横指处，用另一手包住拳头，反复快速向内、向上冲击，每秒1次，连续5次</td><td>20</td><td></td><td></td></tr>
<tr><td>3.观察：异物是否排出</td><td>5</td><td></td><td></td></tr>
<tr><td>4.继续腹部冲击，直至异物排出或患儿失去知觉</td><td>5</td><td></td><td></td></tr>
<tr><td rowspan="3">操作后处理
（15分）</td><td colspan="2">安抚患儿情绪并安排患儿休息</td><td>5</td><td></td><td></td></tr>
<tr><td colspan="2">和家长沟通，告知处理过程与结果，指导急救与预防</td><td>5</td><td></td><td></td></tr>
<tr><td colspan="2">整理用物，洗手，记录患儿情况及处置过程</td><td>5</td><td></td><td></td></tr>
<tr><td rowspan="4">整体评价
（20分）</td><td colspan="2">着装整齐规范，沉着冷静</td><td>5</td><td></td><td></td></tr>
<tr><td colspan="2">操作规范，动作熟练，患儿得到正确的急救</td><td>5</td><td></td><td></td></tr>
<tr><td colspan="2">操作过程中，关心安抚患儿</td><td>5</td><td></td><td></td></tr>
<tr><td colspan="2">和家长有效沟通，取得配合治疗</td><td>5</td><td></td><td></td></tr>
<tr><td>合计</td><td colspan="2"></td><td>100</td><td></td><td></td></tr>
</table>

项目二　小儿心肺复苏术

情境导入

李宇，男，3岁，在儿科急诊等待就诊过程中，突然出现抽搐倒地，呼之不应，呼吸、心跳停止。

【工作任务】

1.请判断李宇的意识、呼吸、心跳（脉搏）情况。

2.请问应该如何处理李宇遇到的危险？

3.请对复苏效果进行评价。

学习目标

素质目标　1.具备面对突发事件的应急处理能力。

2.具有急救意识及良好的团队协作精神。

3.在急救中体现对小儿的人文关怀素养。

知识目标　1.能说出小儿心肺复苏的流程。

2.能比较不同年龄段儿童胸外按压和人工呼吸的异同。

3.能说出心肺复苏适应证及复苏效果评价指标。

能力目标　1.能判断小儿意识、呼吸、心跳（脉搏）情况。

2.会及时启动紧急反应系统。

3.能正确、及时实施心肺复苏术。

【知识储备】

1.心肺复苏术（CPR）：是在心跳呼吸骤停的情况下采取的一系列急救措施，目的是恢复患者自主呼吸和自主循环，使生命得以维持。一般心脏停搏5~10秒，出现意识丧失；停搏20~30秒，呼吸断续或停止；停搏4~6分钟可致脑等重要器官不可逆损害，故黄金急救仅4分钟，一旦判定心搏骤停，必须立即开始CPR。复苏时间越晚，成功率越低。

2.小儿心肺复苏全过程包括儿童基础生命支持（pediatric basic life support，PBLS）、高级生命支持（pediatric advanced life support，PALS）和后续生命支持。基础生命支持又称现场急救，指专业和非专业人员进行徒手抢救，主要措施包括胸外心脏按压、开放气道、人工呼吸等。

3.小儿心脏停搏的识别：①意识丧失；②大动脉搏动消失；③无自主呼吸。呼吸与动脉搏动同时判断，用时5~10秒。如无意识，无自主呼吸，无动脉搏动，即刻开始CPR。

4.婴儿与儿童心搏骤停的原因与成人不同，多是呼吸衰竭或者休克的最终结局，所以良好通气对心搏骤停患儿至关重要。

5.紧急医疗服务（emergency medical service，EMS）：如果仅1人在急救现场，先做5个周期的CPR再拨打120启动EMS系统。如果有多人在急救现场，1人进行CPR，指定1人启动EMS并获取自动体外除颤仪（AED）。

6. CPR流程：C（chest compression）→A（airway）→B（breathing）。

7.儿童院内心脏停搏（IHCA）和院外心脏停搏（OHCA）生存链，见图1-2-1。

院内心脏停搏
及早识别与预防
启动应急反应系统
高质量CPR
高级心肺复苏
心脏骤停恢复自主循环后治疗
康复
院外心脏停搏
预防
启动应急反应系统
高质量CPR
高级心肺复苏
心脏骤停恢复自主循环后治疗
康复

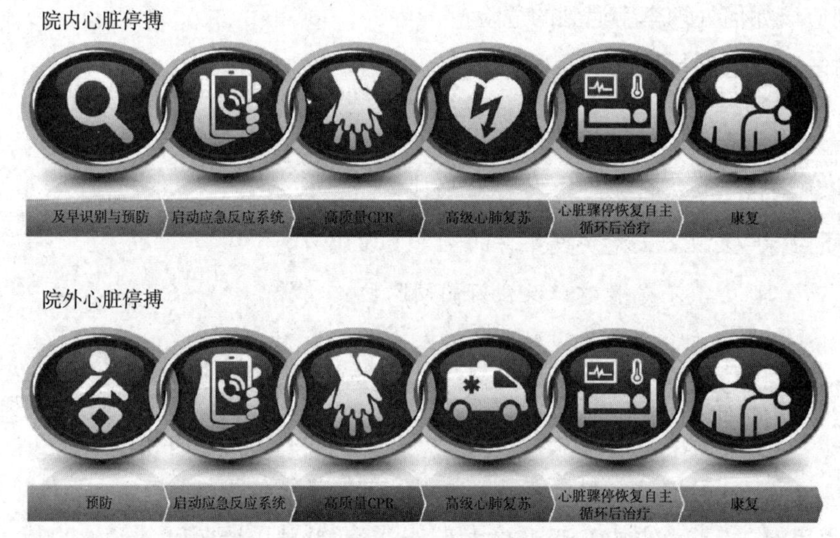

图1-2-1 儿童IHCA和OHCA生存链

【操作前准备】

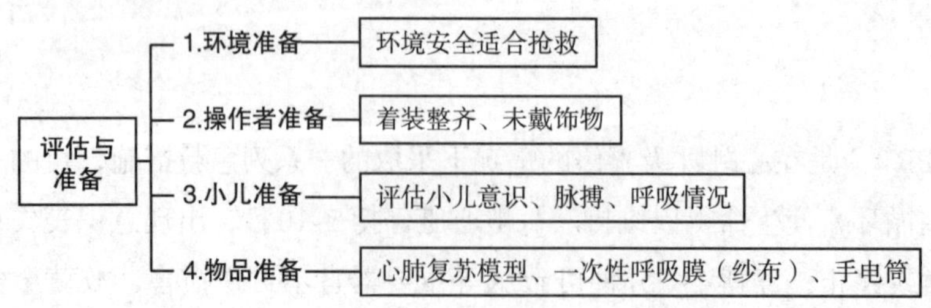

【操作方法】

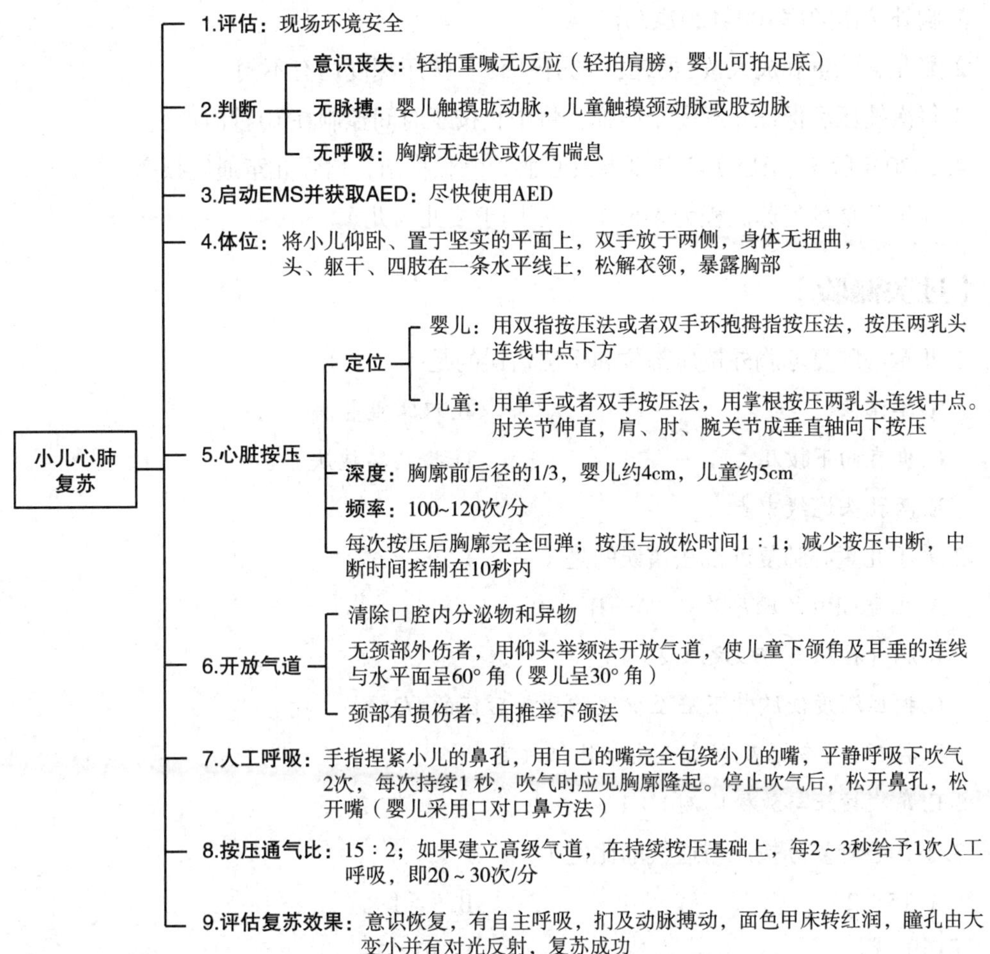

【操作后处理】

1.如果小儿的动脉搏动和自主呼吸已经恢复，将小儿置于复原体位（稳定侧卧位），随时观察小儿生命体征，并照护小儿，等待专业急救人员到来或进一步生命支持。

2.与家长沟通，告知小儿目前情况。

3.整理用物，洗手，记录心肺复苏抢救时间和过程。

【整体评价】

1.着装整齐规范，沉着冷静。

2.操作过程中，态度端正，关爱小儿。

3.操作规范，流程正确、动作熟练、有急救意识。

4.和家长有效沟通，取得配合。

【注意事项】

1.胸外按压频率100~120次/分。

2.婴儿、儿童和成人按压部位、按压手法、按压深度均有不同。

3.每次按压后保证胸廓完全回弹，将中止按压时间控制在10秒内。

4. 2020年版《(AHA)心肺复苏及心血管急救指南》增强儿童通气频率。

5.新生儿窒息复苏流程为ABCDE，不同于婴儿与儿童。

【过关测验】

1.儿童心肺复苏胸外按压部位和手法错误的是（　　）

A.单掌法　　B.双掌重叠法

C.垂直向下按压　　D.拇指环抱法

E.两乳头连线中点

2.关于儿童心肺复苏说法错误的是（　　）

A.儿童CPR的顺序为C—A—B

B.胸外按压与呼吸之比2：15

C.按压深度使胸骨下陷至少达胸廓前后径的1/3

D.按压2分钟后观察有无生命体征改变

E.每次按压与放松比例1：1

3.小儿心肺复苏按压与通气的比例（　　）

A. 15：2　　B. 3：1

C. 15：1　　D. 30：2

E. 2：15

4.小儿心肺复苏的流程正确的是（　　）

A. A—B—C　　B. B—A—C

C. C—A—B　　D. C—B—A

E. A—C—B

5.小儿心肺复苏首先做的是（　　）

A.评估环境是否安全　　B.评估意识

C.拨打120　　D.评估呼吸

E.评估脉搏

6.小儿心肺复苏基础生命支持的内容包括（　　）

A.保持呼吸道通畅、胸外心脏按压、脑复苏

B. 人工呼吸、胸外心脏按压、药物治疗

C. 开放气道、人工呼吸、胸外心脏按压

D. 保持呼吸道通畅、人工呼吸、电除颤

E. 开放气道、胸外心脏按压、药物治疗

【想一想】

童乐，男，10岁，因“咳嗽7天，加重伴发热3天入院”。在去放射科检查途中突然倒地，你应如何施救？

附：小儿心肺复苏的考核标准与评价表

小儿心肺复苏的考核标准与评价表

姓名：　　　　学号：　　　　班级：　　　　分数：

项目	考核评价要点			分值	扣分	得分
目的（4分）	小儿恢复自主呼吸、自主循环			4		
操作前准备（8分）	环境		环境安全	2		
	操作者		着装整齐、未戴饰物	2		
	小儿		评估小儿意识、脉搏、呼吸情况	2		
	物品		一次性呼吸膜（纱布）、手电筒	2		
操作方法（60分）	评估		现场环境安全	2		
	判断		无意识：轻拍重喊无反应	4		
			无脉搏：婴儿触摸肱动脉，儿童触摸颈动脉或股动脉	2		
			无呼吸：胸廓无起伏或仅有喘息	2		
	启动EMS		拨打120启动EMS系统，尽快使用AED	3		
	体位		将小儿置于坚实的平面上，双手放于两侧，身体无扭曲，头、躯干、四肢在一条水平线上，松解衣领，暴露胸部	4		
	胸外心脏按压	定位	婴儿：两乳头连线中点下方	4		
			儿童：用掌根按压两乳头连线中点			
		手法	婴儿：双指按压或者双手环抱拇指按压法，两指或环抱拇指与胸廓垂直向下按压	5		
			儿童：单手或者双手按压，肘关节伸直，肩、肘、腕关节成垂直轴向下按压			
		深度：胸廓前后径约1/3		3		

续表

项目	考核评价要点			分值	扣分	得分
操作方法（60分）	胸外心脏按压	频率：100~120次/分		3		
		每次按压后胸廓完全回弹；按压与放松时间1：1；减少按压中断，中断时间在10秒内		3		
	开放气道	清理呼吸道：将头轻轻偏向一侧，清除口腔内分泌物、呕吐物或者异物		3		
		无颈部损伤者	取仰头举颏法，儿童下颌角与耳垂的连线与地面呈60°角（婴儿约30°角）	5		
		颈部有损伤者	用推举下颌法			
	人工呼吸	儿童采用口对口；婴儿采用口对口鼻		2		
		手指捏紧小儿的鼻孔，用自己的嘴完全包绕小儿的嘴，平静呼吸后给予人工通气2次，每次送气时间1秒钟，同时观察患儿胸部是否抬举		5		
		吹气完毕离开小儿的口唇（口鼻），松鼻孔		2		
	按压通气比	15：2		2		
		如果建立高级气道，在持续按压基础上，每2~3秒给予1次人工呼吸		2		
	评估复苏效果	意识恢复，有自主呼吸，扪及动脉搏动，面色甲床转红润，瞳孔由大变小并有对光反射		4		
操作后处理（8分）	复苏成功后将小儿置于复原体位，陪同等待专业急救人员到来			3		
	与家长沟通，告知小儿目前情况			3		
	整理用物，洗手，记录抢救时间及过程			2		
整体评价（20分）	着装整齐规范，沉着冷静			5		
	操作过程中，态度端正，关爱小儿			5		
	操作规范，流程正确，动作熟练，有急救意识			5		
	和家长有效沟通，取得配合			5		
合计				100		

项目三　溺水患儿的急救

情境导入

玥玥，女，5岁。某天妈妈带她到湖边游玩，不小心滑入湖中，玥玥妈妈大声呼喊，附近的游客赶紧将玥玥救出，此时玥玥已经意识丧失，无呼吸和脉搏，面部肿胀，皮肤冷白，嘴唇发绀。

【工作任务】

1. 请评估玥玥可能发生了什么情况？
2. 请问如何正确处理玥玥遇到的危险？
3. 请对玥玥及家长进行儿童防溺水的健康教育。

学习目标

素质目标　1. 树立尊重生命的意识，关爱患儿。
2. 具有社会责任感和职业认同感。
3. 具有良好的心理素质，沉着应对各种突发状况。

知识目标　1. 阐述溺水患儿的急救流程。
2. 比较溺水急救与心肺复苏的异同。

能力目标　1. 能正确实施溺水急救。
2. 能对患儿家长普及溺水急救。

【知识储备】

1. 溺水是因淹没或浸入在液体中造成呼吸受阻的过程。淹没是面部位于水平面以下或受到水的覆盖，浸入是指头部露出水平面之上。

2. 溺水复苏步骤：A—B—C。淹溺患儿病理核心为缺氧，故尽早开放气道且人工呼吸优先于胸外按压。单纯胸外按压的CPR不能达到复苏目的。

3. 建议向淹溺者投递竹竿、衣物、绳索、漂浮物等；下水营救应借助于专用的浮力救援设备或船接近淹溺者；两人一同下水施救比单人施救更安全。不推荐非专业救生人员下水援救；不推荐多人手拉手下水救援。

4. 淹溺五环生存链的概念，包括：预防、识别、提供漂浮物、脱离水面、现场急救，见图1-3-1。

Prevent drowning
Be safe in & around water
Recognize distress
Ask someone to call for help
Provide flotation
To prevent submersion
Remove from water
Only if safe to do so
Provide care as needed
Seek medical attention

图1-3-1　淹溺五环生存链

5. 保温：在不影响心肺复苏前提下，保暖，防止体温过低（<32℃）。

6. 不建议任何形式控水。

7. 预防溺水：加强教育，告之小儿不私自下水游泳；不擅自与他人结伴游泳；不在无家长或教师带领的情况下游泳；不到无安全设施、无救援人员的水域游泳；不到不熟悉的水域游泳；不擅自下水施救。家长知悉小儿去向和归时以及小儿同伴和玩耍内容。

【操作前准备】

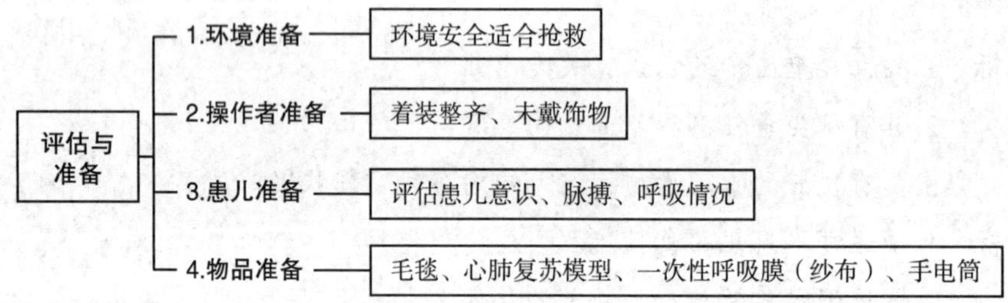

【操作方法】

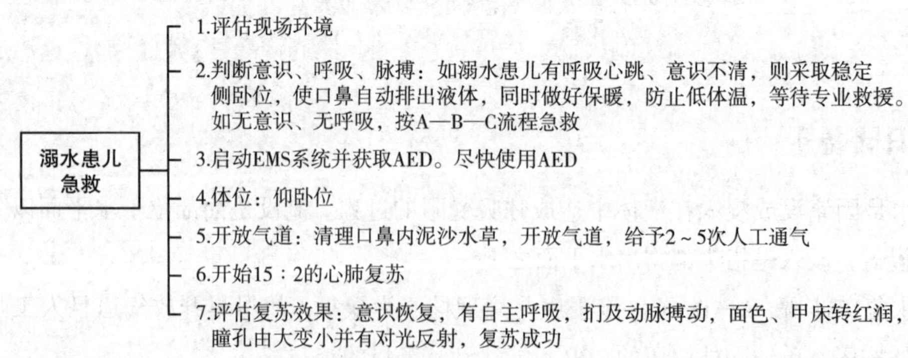

【操作后处理】

1. 如果患儿的动脉搏动和自主呼吸已经恢复，将患儿置于复原体位（稳定侧卧位），随时观察患儿生命体征，保暖并照护患儿，等待专业急救人员到来或进一步生命支持。

2. 与家长沟通，告知患儿目前情况。

3. 整理用物，洗手和记录急救时间及过程。

【整体评价】

1. 着装整齐规范，沉着冷静。

2. 操作过程中，态度端正，关爱小儿。

3. 操作规范，流程正确、动作熟练，有急救意识。

4. 和家长有效沟通，取得配合。

【注意事项】

1. 救护原则为迅速将患儿救离出水，判定环境安全后就地抢救。首先清理口鼻异物，立即开放气道，给予2~5次人工呼吸，再开始胸外心脏按压，流程是A—B—C。

2. 不建议控水，因大多数溺水患儿只吸入少量的水，并且很快被吸收进入血循环，不会对气管形成梗阻。

【过关测验】

1. 溺水首先是（　　）

A. 保持呼吸道通畅　　B. 倒水处理

C. 口对口人工呼吸　　D. 胸部心脏按压

E. 电击除颤

2. 抢救溺水患儿第一步是（　　）

A. 心脏按压　　B. 倒出呼吸道及胃内积水

C. 立即进行口对口人工呼吸　　D. 静脉注射肾上腺素

E. 迅速清除口鼻内异物

3. 溺水的主要预防，不包括（　　）

A. 不私自下水游泳　　B. 有救援人员的水域就可以去

C. 不擅自与他人结伴游泳　　D. 不到不熟悉的水域游泳

E. 不擅自下水施救

4.小儿溺水时下列哪项操作可在水中进行（　　）

A.除颤　　B.倒（控）水

C.心肺复苏　　D.静脉输液

E.保暖

5.关于儿童溺水下列哪项是错误的（　　）

A.是儿童常见的意外事故

B.可因口鼻吸入大量水分阻塞呼吸道而引起窒息反应

C.可因惊慌、骤然寒冷引起反射性喉头痉挛而导致窒息

D.口对口人工呼吸时，应配合进行胸外心脏按压

E.对呼吸、心跳停止者，无抢救的必要

【想一想】

患儿，男，10岁，私自与同伴在池塘游泳，突然小腿抽搐，向外呼救，约4分钟后被救出。查体：患儿昏迷，无呼吸和心跳，四肢冰凉，面色青紫。

请问该如何抢救？

附：溺水患儿的急救考核标准与评价表

溺水患儿的急救考核标准与评价表

姓名：　　学号：　　班级：　　分数：

项目	考核评价要点		分值	扣分	得分
目的（4分）	溺水患儿恢复自主呼吸、自主心跳		4		
操作前准备（8分）	环境	环境安全	2		
	操作者	着装整齐、未戴饰物	2		
	小儿	评估小儿意识、脉搏、呼吸情况	2		
	物品	准备齐全	2		
操作方法（60分）	评估	现场环境安全	2		
	判断	无意识：轻拍重喊无反应	4		
		无脉搏：婴儿触摸肱动脉，儿童触摸颈动脉或股动脉	2		
		无呼吸：胸廓无起伏或仅有喘息	2		
	启动EMS	拨打120启动EMS系统，尽快使用AED	3		
	体位	将小儿置于坚实的平面上，双手放于两侧，身体无扭曲，头、躯干、四肢在一条水平线上，松解衣领，暴露胸部	4		

续表

<table>
<tr><th>项目</th><th colspan="3">考核评价要点</th><th>分值</th><th>扣分</th><th>得分</th></tr>
<tr><td rowspan="15">操作方法（60分）</td><td rowspan="3">开放气道</td><td colspan="2">清理呼吸道：将头轻轻偏向一侧，清除口腔内泥沙水草</td><td>3</td><td></td><td></td></tr>
<tr><td>无颈部损伤者</td><td>取仰头举颏法，儿童下颌角与耳垂的连线与地面呈60°角（婴儿约30°角）</td><td rowspan="2">5</td><td rowspan="2"></td><td rowspan="2"></td></tr>
<tr><td>颈部有损伤者</td><td>用推举下颌法</td></tr>
<tr><td rowspan="3">人工呼吸</td><td colspan="2">儿童采用口对口；婴儿采用口对口鼻</td><td>2</td><td></td><td></td></tr>
<tr><td colspan="2">手指捏紧小儿的鼻孔，用自己的嘴完全包绕小儿的嘴，平静呼吸后给予人工通气2~5次，每次送气时间1秒钟，同时观察患儿胸部是否抬举</td><td>5</td><td></td><td></td></tr>
<tr><td colspan="2">吹气完毕离开小儿的口唇（口鼻），松鼻孔</td><td>2</td><td></td><td></td></tr>
<tr><td rowspan="7">胸外心脏按压</td><td rowspan="2">定位</td><td>婴儿：两乳头连线中点下方</td><td rowspan="2">5</td><td rowspan="2"></td><td rowspan="2"></td></tr>
<tr><td>儿童：用掌根按压两乳头连线中点</td></tr>
<tr><td rowspan="2">手法</td><td>婴儿：双指按压或者双手环抱拇指按压法，两指或环抱拇指与胸廓垂直向下按压</td><td rowspan="2">5</td><td rowspan="2"></td><td rowspan="2"></td></tr>
<tr><td>儿童：单手或者双手按压，肘关节伸直，肩、肘、腕关节成垂直轴向下按压</td></tr>
<tr><td colspan="2">深度：胸廓前后径约1/3</td><td>3</td><td></td><td></td></tr>
<tr><td colspan="2">频率：100~120次/分</td><td>3</td><td></td><td></td></tr>
<tr><td colspan="2">每次按压后胸廓完全回弹；按压与放松时间1∶1；减少按压中断，中断时间在10秒内</td><td>4</td><td></td><td></td></tr>
<tr><td>按压通气比</td><td colspan="2">15∶2</td><td>2</td><td></td><td></td></tr>
<tr><td>评估复苏效果</td><td colspan="2">意识恢复，有自主呼吸，扪及动脉搏动，面色甲床转红润，瞳孔由大变小并有对光反射</td><td>4</td><td></td><td></td></tr>
<tr><td rowspan="3">操作后处理8分</td><td colspan="3">复苏成功后将小儿置于复原体位，保暖，观察生命体征，陪同等待专业急救人员到来</td><td>3</td><td></td><td></td></tr>
<tr><td colspan="3">与家长沟通，告知小儿目前情况</td><td>3</td><td></td><td></td></tr>
<tr><td colspan="3">整理用物，洗手，记录抢救时间及过程</td><td>2</td><td></td><td></td></tr>
<tr><td rowspan="4">整体评价（20分）</td><td colspan="3">着装整齐规范，沉着冷静</td><td>5</td><td></td><td></td></tr>
<tr><td colspan="3">操作过程中，态度端正，关爱小儿</td><td>5</td><td></td><td></td></tr>
<tr><td colspan="3">操作规范，流程正确，动作熟练，有急救意识</td><td>5</td><td></td><td></td></tr>
<tr><td colspan="3">和家长有效沟通，取得配合</td><td>5</td><td></td><td></td></tr>
<tr><td>合计</td><td colspan="3"></td><td>100</td><td></td><td></td></tr>
</table>

项目四　热性惊厥患儿的急救

情境导入

童童，男，18个月，昨日起有轻微咳嗽、流涕，今日在幼儿园老师组织活动时发现童童无精打采，脸色发红，送到保健室，测体温39.5℃，给予口服退热药。10分钟后童童突然两眼上翻、牙关紧闭，全身抽搐。

【工作任务】

1. 请你判断童童发生了什么情况？
2. 接下来该如何对童童进行初步处理？
3. 请对家长进行热性惊厥急救的健康教育。

学习目标

素质目标　1. 提升与患儿家属进行良好沟通的能力。
2. 增强对儿童的关心、爱心、细心。
3. 提升应对突发事件的能力。

知识目标　1. 总结热性惊厥常见的原因。
2. 辨别热性惊厥的临床表现。

能力目标　1. 能熟练进行热性惊厥的急救处理。
2. 能指导家长正确处理热性惊厥并进行热性惊厥急救的健康教育。

【知识储备】

1. 惊厥病因，见图1-4-1。

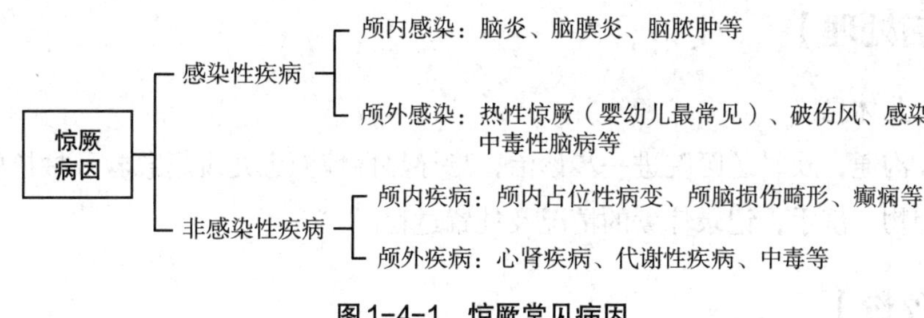

图1-4-1 惊厥常见病因

2.惊厥的典型表现：多为突然发作，表现为双眼上翻、凝视或斜视，牙关紧闭或口吐白沫，双手握拳、四肢强直或抽搐，伴有意识丧失、呼吸暂停、面色发绀。

3.热性惊厥：多见于3个月至5岁，常发生在上呼吸道感染或其他感染性疾病发热初起或体温快速上升期。根据临床特点可分为单纯型和复杂型，以单纯型多见。两者的特点见表1-4-1。

表1-4-1 单纯型和复杂型热性惊厥特点

热性惊厥类型	发作表现	持续时间	发作次数	神经系统体征	预后
单纯型	全身性发作	<15分钟	24小时内或同一热性病程中发作1次，但以后有再发可能	阴性	好
复杂型	局灶性发作	>15分钟	24小时内或同一热性病程中发作≥2次	可阳性	较差

【操作前准备】

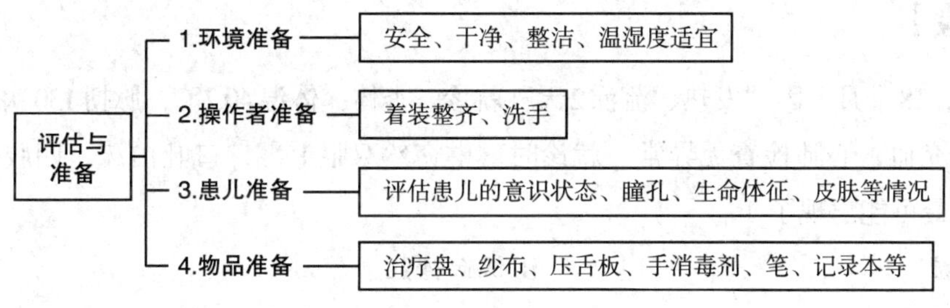

【操作方法】

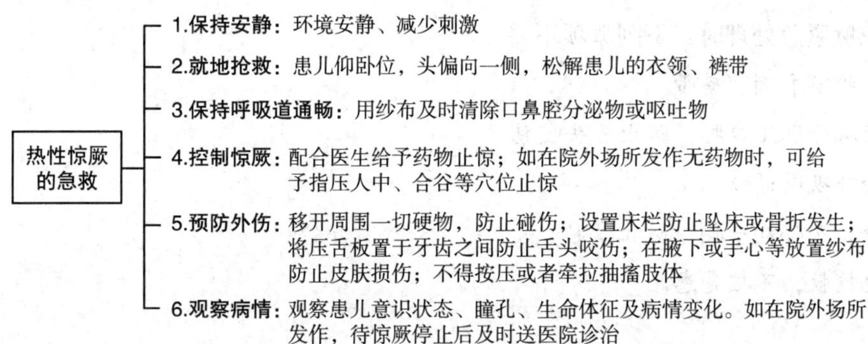

【操作后处理】

1.安排患儿休息。

2.和家长沟通，及时送医院进一步诊治，指导热性惊厥患儿现场急救及抽搐的预防。

3.整理用物，洗手，记录惊厥的情况及处置过程。

【整体评价】

1.着装整齐规范，沉着冷静。

2.操作规范，动作熟练且轻柔，热性惊厥得到正确的初步处理。

3.操作过程中，注意保护患儿安全、注重人文关怀。

4.和家长有效沟通，取得配合治疗。

【注意事项】

1.惊厥发作时务必遵循就地抢救原则，不可大力摇晃或紧抱患儿，待惊厥停止后立刻送医就诊。

2.惊厥发作时，不要强行按压患儿肢体。如果患儿已经出现牙关紧闭，不要为防止其咬伤舌头而强行撬开牙齿。

3.惊厥发作时，不要给患儿喂服任何药物，包括退热药。

4.急救过程中动作规范轻柔、注意保护患儿安全。

【过关测验】

1.琳琳，女，18个月。因“发热、流涕2天”就诊。查体：体温40.2℃，脉搏130次/分；精神萎靡，咽部充血，心肺检查无异常。就诊时琳琳突然双眼上翻，口吐白沫，四肢强直性抽搐。该儿童最可能出现了（　　）

A.低钙血症　　B.低血糖症

C.有机农药中毒　　D.热性惊厥

E.化脓性脑膜炎

2.热性惊厥紧急处理时，下列哪项不妥（　　）

A.立即松解衣领、裤带

B.强行撬开患儿口腔，防止舌头咬伤

C.保持呼吸道通畅

D.平卧，头偏向一侧，防止窒息

E.就地抢救，不摇晃患儿

3.下列哪项不是婴幼儿典型热性惊厥的临床表现（　　）

A.惊厥多发生于6个月~5岁

B.先发热后惊厥，多在体温骤然上升时发生

C.惊厥多呈全身性

D.持续时间较长，发作后有嗜睡

E.在一次病程中常仅发作一次

4.虎虎，男，2岁，因“惊厥反复发作”入院，为防止虎虎惊厥时外伤，以下处理错误的是（　　）

A.将纱布放于其手心

B.移开床上一切硬物

C.床边设置防护栏

D.捆绑其四肢防止抽搐发作

E.将压舌板置上下磨牙之间

5.纱纱，女，10个月，因“热性惊厥”入院。经治疗痊愈，准备出院，对其家长健康教育的重点是（　　）

A.科学合理的喂养方法

B.加强早期教育

C.惊厥的急救处置

D.体检的时间

E.疫苗接种的时间

【想一想】

珊珊，1岁，昨日开始出现鼻塞、流涕、低热，家长自行给予感冒药物口服。今日晨起珊珊体温达39.5℃，家长准备退热药的过程中，她突然出现双目上翻，全身抽搐。家长见状大声呼喊并摇晃珊珊，用力按压其四肢想要控制肢体抽搐。

1.请你想一想珊珊家长的做法对吗？

2.如果你是珊珊家长，你会如何处理？

附：热性惊厥患儿的急救考核标准与评价表

热性惊厥患儿的急救考核标准与评价表

姓名：　　　　学号：　　　　班级：　　　　分数：

项目	考核评价要点		分值	扣分	得分
目的（4分）	热性惊厥得到正确的初步处理		4		
操作前准备（16分）	环境	安全、干净、整洁、温湿度适宜	4		
	操作者	着装整齐，洗手	4		
	患儿	评估患儿的意识状态、瞳孔、生命体征、皮肤等情况	4		
	物品	准备齐全	4		
操作方法（45分）	1.保持安静：环境安静、减少刺激		8		
	2.就地抢救：将患儿平放，头偏向一侧，松解患儿的衣领、裤带		8		
	3.保持呼吸道通畅：用纱布及时清除口鼻腔分泌物或者呕吐物		8		
	4.控制惊厥：配合医生给予药物止惊。如在院外场所可指压人中、合谷等穴位止惊		8		
	5.预防外伤：移开周围一切硬物，防止碰伤；设置床栏防止坠床或骨折发生；将压舌板置于牙齿之间防止舌头咬伤；在腋下或手心放置纱布防止皮肤损伤；不得按压或者牵拉抽搐肢体		8		
	6.观察病情：观察患儿意识状态、瞳孔、生命体征及病情变化。发作缓解后及时送医院诊治		5		
操作后处理（15分）	安排患儿休息		5		
	和家长沟通，及时送医院进一步诊治		5		
	整理用物，洗手，记录惊厥的情况及处置过程		5		
整体评价（20分）	着装整齐规范，沉着冷静		5		
	操作规范，动作熟练且轻柔，患儿热性惊厥得到正确的初步处理		5		
	操作过程中，注意保护患儿安全、注重人文关怀		5		
	和家长有效沟通，取得配合治疗		5		
合计			100		

项目五　触电患儿的院前急救

情境导入

妈妈在厨房给宝宝制作辅食，留宝宝一个人在客厅玩耍。宝宝看见电视机下方一排插座，于是爬过去，用手去触摸插座上的小孔，玩得正高兴的时候，突然宝宝一声尖叫，倒在地上。

【工作任务】

1.请问宝宝可能发生了什么情况？

2.接下来该如何对宝宝进行急救？

3.请对家长进行预防触电的健康教育。

学习目标

素质目标　1.具备与患儿家属进行良好沟通的能力。

2.提升人文关怀能力。

3.树立"时间就是生命"的急救意识，提升面对危机应变力。

知识目标　1.说出触电的临床表现。

2.分析触电常见的原因。

3.正确判断触电的程度。

能力目标　1.能熟练进行触电的处理。

2.能指导家长正确处理触电并进行预防触电的健康教育。

【知识储备】

1.电击伤俗称触电，指一定量的电流通过人体引起的不同程度组织损伤或器官功能障碍。电流进入人体后转为热能可造成电灼伤。

2.触电的临床表现：轻者面色苍白、头晕、乏力、惊慌，呼吸、心跳加速。重者出现抽搐、昏迷、心搏呼吸骤停。可伴皮肤电灼伤、出血、骨折（从高处跌落导致）等。

3.电灼伤的特点，见表1–5–1。

表 1-5-1 电灼伤的特点

触电类型	电压	伤口创面特点	进出口	内脏损伤	致残率
低压电源触电	<1000伏	伤口小，创面焦黄/灰白，边缘整齐，呈椭圆形/圆形	一进一出	少累及	低
高压电源触电	>1000伏	口小底大，外浅内深，烧伤部位焦化/炭化	一进多出	多累及	高

4. 触电急救四原则：迅速脱离电源、就地抢救、准确进行心肺复苏、坚持抢救。

5. 低压电源触电脱离触电环境五字诀：拉、挑、斩、垫、拽。

6. 触电预防：进行安全用电教育，树立用电安全意识。教导幼儿不要用潮湿的手或者布碰触插头、电线；雷雨天气不得在树下避雨；不可攀爬电线杆；不在有喷泉的景观池中戏水；不得在高压线附近放风筝。家中的电源插座尽量隐藏，并封堵插孔。

7. 常见的绝缘材料：塑料、橡胶、干木材、干布条、陶瓷、玻璃、油等。

8. 常见的导电物品：人体、金属制品、石墨（如铅笔芯）、大地、水溶液等。

【操作前准备】

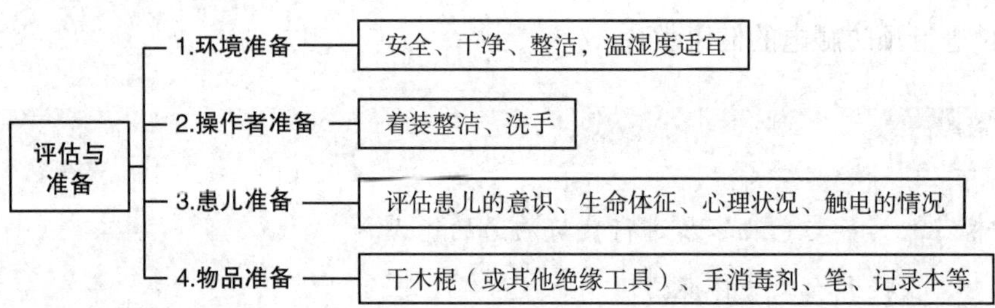

【操作方法】

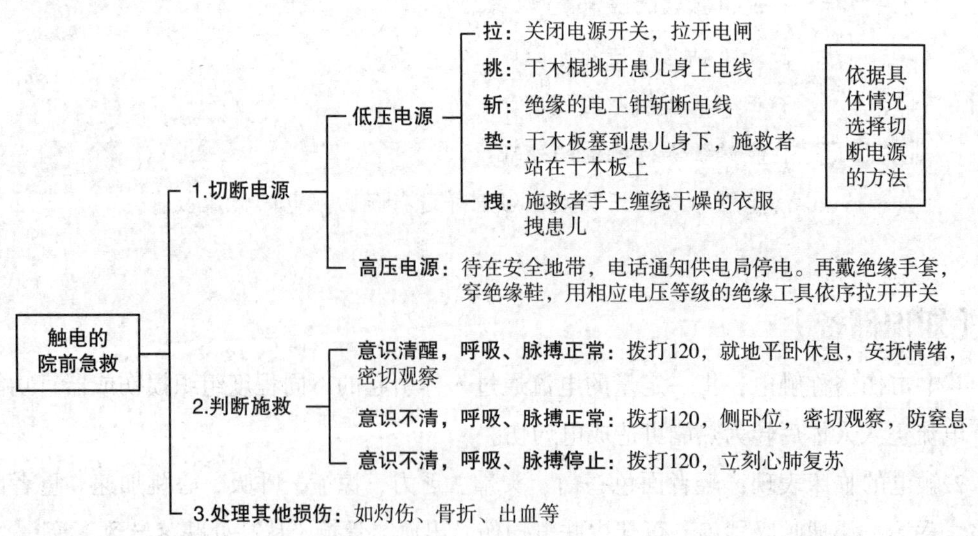

【操作后处理】

1.安排患儿休息。

2.和家长沟通，指导触电现场急救的方法及触电的预防措施。

3.整理用物，洗手，记录患儿触电情况及处置过程。

【整体评价】

1.着装整齐规范，沉着冷静。

2.操作过程中，态度亲切，关心安抚患儿。

3.操作规范，动作熟练且轻柔，患儿触电得到正确的初步处理。

4.和家长有效沟通，取得配合治疗。

【注意事项】

1.施救者务必确保救护行动不会使自己处于触电危险中，方可进行现场急救。

2.禁止徒手拿开电源线或者在未切断电源情况下直接接触触电患儿。

3.在使患儿脱离电源的过程中，最好一只手操作，以防触电。

4.无论是剥离的电线还是斩断的电线都要固定好，防止他人触电。

5.在野外雨天抢救时，原先绝缘的物品可能失去绝缘性能。

6.高压触电非常危险，辐射范围很大，在电源完全切断之前，施救者必须待在安全地带（距离高压电线断落点至少20m处）。

7.高压触电警惕跨步电压，必须单脚跳或双脚并拢跳离。

【过关测验】

1.以下哪些不是绝缘物品（　　）

A.陶瓷　　B.玻璃

C.橡胶　　D.湿木棍

E.塑料

2.以下哪些是绝缘的物品（　　）

A.干木棍　　B.玻璃

C.钉子　　D.铁丝

E.铅笔芯

3.患儿触电后，下列处理方法不正确的是（　　）

A.立刻拉下电闸

B.立马直接用手将患儿拉离触电环境

C. 不可以用湿的木棍挑开患儿身上的电线

D. 可以用干的木棍挑开患儿身上的电线

E. 高压电触电，必须待在安全地带，通知供电局停电后，方可进入现场施救

4. 触电患儿意识丧失，未扪及动脉搏动，无自主呼吸，请问应采取哪种急救方法（　　）

A. 侧卧位，等待120　　B. 人工呼吸

C. 胸外心脏按压　　D. 心肺复苏术

E. 仰卧位，观察病情，等待120

5. 关于触电预防，以下说法错误的是（　　）

A. 雷雨天可以在大树下避雨

B. 加强幼儿安全用电教育

C. 不要用湿毛巾擦拭电器外壳或者电源插座

D. 不可以攀爬电线杆

E. 不可以在电线上晾衣服

【想一想】

2岁的小宝非常调皮，对着客厅的插座孔浇水，突然小宝一声尖叫，倒在地上，面色苍白。正在洗衣服的妈妈急忙跑过来，直接用湿答答的双手去拉小宝。

1. 请你想一想妈妈的做法对吗？

2. 如果你是小宝的家长，你会如何处理？

附：触电患儿的院前急救考核标准与评价表

触电患儿的院前急救考核标准与评价表

姓名：　　　　　　学号：　　　　　　班级：　　　　　　分数：

<table>
<tr><th>项目</th><th colspan="2">考核评价要点</th><th>分值</th><th>扣分</th><th>得分</th></tr>
<tr><td>目的
（4分）</td><td colspan="2">触电患儿得到正确初步处理</td><td>4</td><td></td><td></td></tr>
<tr><td rowspan="4">操作前准备
（16分）</td><td>环境</td><td>安全、干净、整洁、温湿度适宜</td><td>4</td><td></td><td></td></tr>
<tr><td>操作者</td><td>着装整齐，洗手</td><td>4</td><td></td><td></td></tr>
<tr><td>患儿</td><td>评估意识、生命体征、心理状况、触电情况</td><td>4</td><td></td><td></td></tr>
<tr><td>物品</td><td>准备齐全</td><td>4</td><td></td><td></td></tr>
<tr><td rowspan="7">操作方法
（45分）</td><td rowspan="2">1. 切断电源（二者选一项进行评分）（15分）</td><td>低压电源：拉、挑、斩、垫、拽（依据具体情况选择方法）</td><td rowspan="2">15</td><td></td><td></td></tr>
<tr><td>高压电源：通知相关部门断电，再进入现场施救</td><td></td><td></td></tr>
<tr><td rowspan="2">2. 判断施救（25分）</td><td>判断意识、呼吸、脉搏方法正确</td><td>9</td><td></td><td></td></tr>
<tr><td>根据给予的案例中意识、呼吸、脉搏的不同情况采用正确的施救方法（详见操作方法）</td><td>16</td><td></td><td></td></tr>
<tr><td rowspan="3">3. 处理其他损伤（三者选一项进行评分）（5分）</td><td>外伤：干净纱布覆盖，以免污染，不得乱涂药</td><td rowspan="3">5</td><td rowspan="3"></td><td rowspan="3"></td></tr>
<tr><td>出血：纱布加压包扎或者使用止血带，不可用铁丝、电线作为止血带</td></tr>
<tr><td>骨折：止血、包扎、固定、转运</td></tr>
<tr><td rowspan="3">操作后处理
（15分）</td><td colspan="2">安排患儿休息</td><td>5</td><td></td><td></td></tr>
<tr><td colspan="2">和家长沟通，指导触电的处理方法及预防</td><td>5</td><td></td><td></td></tr>
<tr><td colspan="2">整理用物，洗手，记录患儿触电情况及处置过程</td><td>5</td><td></td><td></td></tr>
<tr><td rowspan="4">整体评价
（20分）</td><td colspan="2">着装整齐规范，沉着冷静</td><td>5</td><td></td><td></td></tr>
<tr><td colspan="2">操作过程中，态度亲切，关心安抚患儿</td><td>5</td><td></td><td></td></tr>
<tr><td colspan="2">操作规范，动作熟练，患儿脱离电源，转至安全环境</td><td>5</td><td></td><td></td></tr>
<tr><td colspan="2">和家长有效沟通，取得配合治疗</td><td>5</td><td></td><td></td></tr>
<tr><td>合计</td><td colspan="2"></td><td>100</td><td></td><td></td></tr>
</table>

项目六　烫伤患儿的院前急救

情境导入

宝宝坐在桌边等待早餐，妈妈做了美味的香菇鸡肉粥。宝宝肚子太饿，一看到妈妈就迫不及待地把右手伸进滚烫的粥碗内，宝宝立即大哭起来。只见他的右手皮肤发红，无水泡。

【工作任务】

1.请你判断宝宝烫伤的程度。

2.接下来该如何对宝宝进行初步处理?

3.请对家长进行预防烫伤的健康教育。

学习目标

素质目标　1.提升与家长能进行良好沟通的能力。

2.增强对儿童的高度责任心、爱心、同情心。

3.构建科学严谨的职业理念。

知识目标　1.分析烫伤常见的原因。

2.阐述烫伤的临床表现。

3.正确判断烫伤的程度。

能力目标　1.能熟练进行烫伤的处理。

2.能指导家长正确处理烫伤并进行预防烫伤的健康教育。

【知识储备】

1.烫伤多因高温液体（热汤、开水、热油等）、高温蒸汽、高温固体（烧热的金属）等所致人体体表组织的损伤。

2.低热烫伤：皮肤长时间接触高于体温的低热物体引起的一种特殊类型的烫伤。比如冬季长期使用电热毯；使用热水袋时未套好保护套并长时间放置于同一部位等。

3.烫伤的特点及分度，见表1–6–1。

4.烫伤处理5字诀：冲、脱、泡、盖、送。

表1–6–1 烫伤的特点及分度

烫伤分度	临床表现	疼痛程度	累及范围
Ⅰ度	皮肤红肿，无水泡	剧痛	表皮层
浅Ⅱ度	皮肤红肿、水泡大壁薄，泡底红润潮湿	疼痛	表皮及真皮乳头层
深Ⅱ度	皮肤红肿、水泡小壁厚，泡底红白相间或苍白	稍痛	真皮深层
Ⅲ度	皮肤苍白或焦黑色	无痛	全层皮肤

【操作前准备】

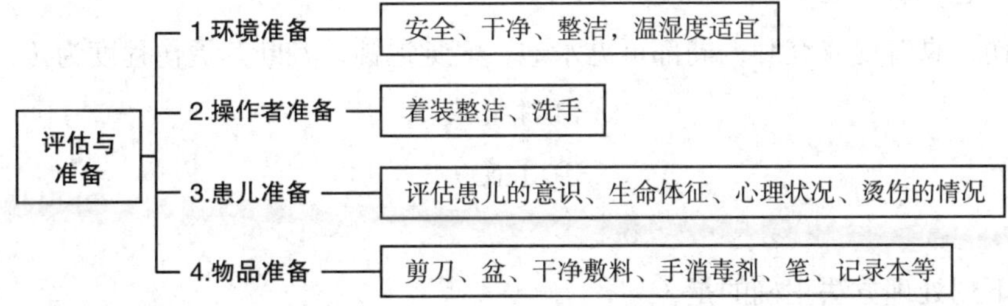

【操作方法】

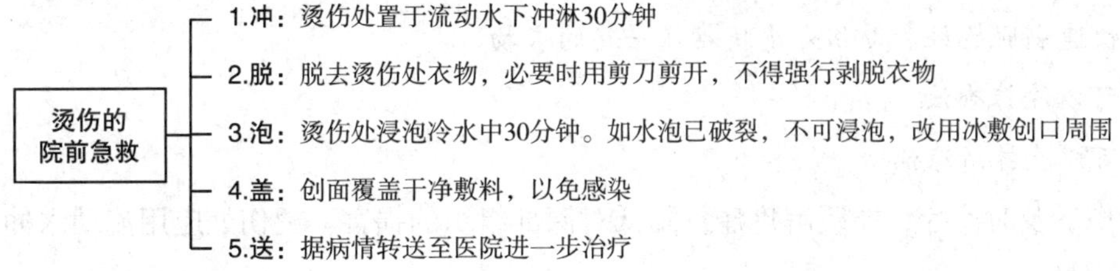

【操作后处理】

1.安排患儿休息。

2.和家长沟通，指导烫伤现场急救及烫伤的预防。

3.整理用物，洗手，记录患儿烫伤情况及处置过程。

【整体评价】

1.着装整齐规范，沉着冷静。

2. 操作过程中，态度亲切，关心安抚患儿。

3. 操作规范，动作熟练且轻柔，患儿烫伤得到正确的初步处理。

4. 和家长有效沟通，取得配合治疗。

【注意事项】

1. 烫伤处不得涂抹酱油、白酒、醋、牙膏等物品。

2. 如有水泡，尽可能保证水泡的完整性。

3. 冲淋时水压要小，不可直接对着水泡冲淋。

【过关测验】

1. 烫伤急救“五步曲”顺序正确的是（　　）

A. 冲—泡—脱—盖—送　　B. 泡—盖—送—冲—脱

C. 脱—冲—泡—盖—送　　D. 脱—泡—冲—盖—送

E. 冲—脱—泡—盖—送

2. 患儿被烫伤，脚背皮肤红肿，局部可见水泡，痛觉迟钝，判断其烫伤程度为（　　）

A. Ⅲ度　　B. 深Ⅱ度

C. 浅Ⅱ度　　D. Ⅰ度

E. Ⅰ ~ Ⅱ度

3. 烫伤后，下列处理方法正确的是（　　）

A. 可以用流动水冲洗

B. 可以涂抹牙膏

C. 快速剥脱已经和烫伤处皮肤粘在一起的衣物

D. 可以涂抹香油

E. 可以涂抹清凉油

4. 烫伤后及时冷疗，能缓解疼痛，降低对深部组织的损害。烫伤处应用流动水冲淋或浸泡的时间是（　　）

A. 10~20 分钟　　B. 10~30 分钟

C. 20~30 分钟　　D. 20~40 分钟

E. 30~60 分钟

5. 关于烫伤以下说法正确的是（　　）

A. 冲洗烫伤处，如果没有自来水，河水、井水也可使用

B. 烫伤程度越重，疼痛则越剧烈

C. 避免弄破水泡，防止感染

D.烫伤处冲淋后，可以涂抹植物油

E.将烫伤肢体抬高，可以缓解疼痛

【想一想】

宝宝在家不小心被热水烫伤，左脚背皮肤发红，出现小水泡。妈妈准备用针挑破水泡，放出水泡内的渗液。

1.请你想一想妈妈的做法对吗?

2.你应该怎么办?

附：烫伤患儿的院前急救考核标准与评价表

烫伤患儿的院前急救考核标准与评价表

姓名：　　学号：　　班级：　　分数：

项目	考核评价要点		分值	扣分	得分
目的（4分）	烫伤患儿得到正确初步处理		4		
操作前准备（16分）	环境	安全、干净、整洁、温湿度适宜	4		
	操作者	着装整齐，洗手	4		
	患儿	评估意识、生命体征、心理状况、烫伤情况	4		
	物品	准备齐全	4		
操作方法（45分）	1.冲：患儿烫伤处置于流动水下冲淋30分钟，安抚患儿情绪		10		
	2.脱：脱去烫伤处衣物，必要时用剪刀剪开，不得强行剥脱衣物。判定烫伤程度		10		
	3.泡：烫伤处浸泡冷水中30分钟。如水泡已破裂，不可浸泡，改用冰敷创口周围		10		
	4.盖：创面覆盖干净敷料并包扎		10		
	5.送：根据病情转送至医院进一步治疗		5		
操作后处理（15分）	安排患儿休息		5		
	和家长沟通，指导烫伤的处理方法及预防		5		
	整理用物，洗手，记录患儿烫伤情况及处置过程		5		
整体评价（20分）	着装整齐规范，沉着冷静		5		
	操作过程中，态度亲切，关心安抚患儿		5		
	操作规范，动作熟练且轻柔，烫伤得到妥善处理		5		
	和家长有效沟通，取得配合治疗		5		
合计			100		

项目七　外伤出血患儿的院前急救

情境导入

妈妈生日快到了，上大班的乐乐想做一束手工花送给妈妈。乐乐在剪硬卡纸时，一不小心割破了手指，看到鲜血流出来，乐乐大哭起来。

【工作任务】

1. 请问乐乐发生了什么事情？
2. 接下来该如何处理乐乐的情况？

学习目标

素质目标　1. 提升与家长能进行良好沟通的能力。
2. 具备关爱儿童的意识。
3. 构建科学严谨的职业理念。

知识目标　1. 分析外伤出血常见的原因。
2. 区分不同外伤出血的临床表现。
3. 正确判断外伤出血的情况。

能力目标　1. 能熟练进行外伤出血的处理。
2. 能指导家长正确处理外伤出血。

【知识储备】

1. 外伤出血依据损伤血管不同，分为动脉出血、静脉出血和毛细血管出血。其出血特点，见表1–7–1。

表 1-7-1　外伤出血的特点

外伤出血类型	出血颜色	出血速度	出血量	预后
动脉出血	鲜红	快，喷射状	大	止血不及时，可危及生命
静脉出血	暗红	较快，涌出状	相对较少	长时间不止血，可危及生命
毛细血管出血	鲜红	慢，渗出	少	可自行停止

2. 外伤出血依据出血部位不同分为外出血、内出血。其中外出血是指血液从伤口流向体外者。这里主要介绍小外伤出血的院前处理，常见于擦伤、刺伤、切割伤，其引起出血的特点见表 1-7-2。

表 1-7-2　擦伤、刺伤、切割伤引起出血的特点

外伤出血类型	原因	特点	病情
擦伤	与粗糙的钝器形成机械力摩擦。如不慎跌倒，蹭破皮肤	伤及表皮，可见擦痕、出血、表皮脱落	较轻
切割伤	剪刀、小刀等锐器划割引起如小刀划割皮肤	伤及皮肤、皮下组织甚至深层组织	轻重不一
刺伤	木刺、针、竹签等扎进皮肤	伤口小，伤口处可有疼痛	较轻

【操作前准备】

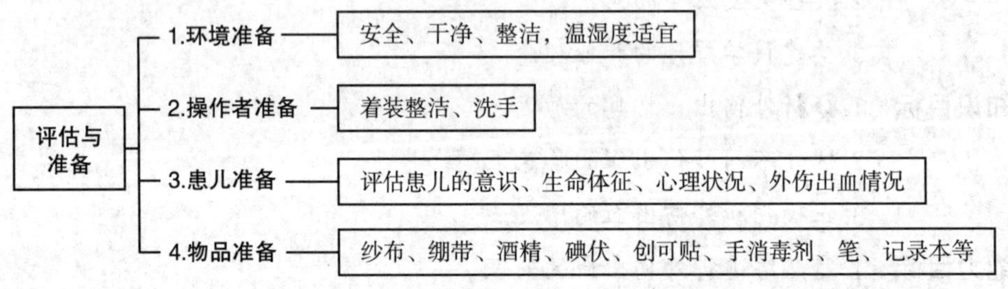

【操作方法】

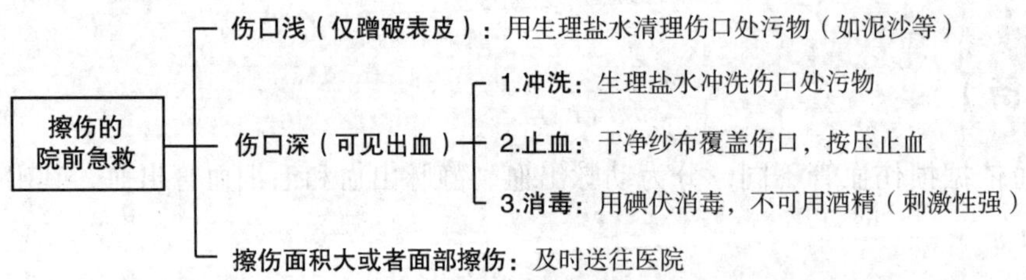

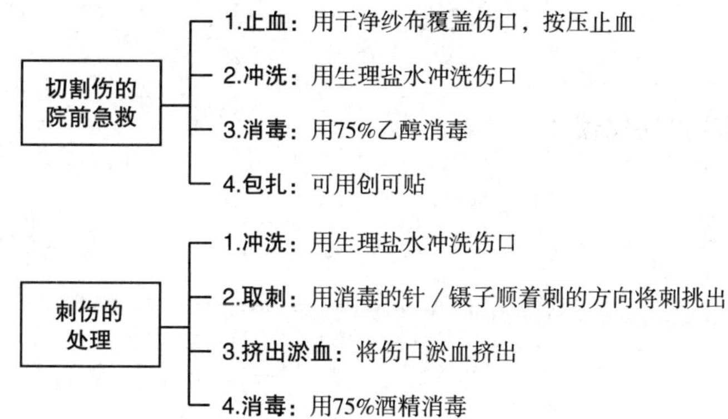

【操作后处理】

1. 安排患儿休息。
2. 和家长沟通，指导外伤出血现场急救的方法。
3. 整理用物，洗手，记录患儿外伤出血情况及处置过程。

【整体评价】

1. 着装整齐规范，沉着冷静。
2. 操作过程中，态度亲切，关心安抚患儿。
3. 操作规范，动作熟练且轻柔，患儿外伤出血得到正确的初步处理。
4. 和家长有效沟通，取得配合治疗。

【注意事项】

1. 伤口出血不可用纸巾、棉花、药膏覆盖伤口，以免增加清理伤口的难度。
2. 被生锈物品所伤，都有感染破伤风的危险，无论伤口大小，均应及时送医院就诊。
3. 轻微的表皮擦伤，无需使用创可贴。
4. 创可贴不可缠绕太紧，需要经常更换。

【过关测验】

1. 患儿因外伤导致鲜红的血从伤口喷射出来，出血部位可能是（　　）

A. 动脉　　　　B. 静脉

C. 毛细血管　　　　D. 淋巴管

E. 脾脏

2. 患儿因外伤导致出血，鲜红的血从伤口渗出，出血部位可能是（　　）

A. 动脉　　　　B. 静脉

C.毛细血管　　　　　　　　　　　　D.淋巴管

E.脾脏

3.伤口包扎的目的，以下哪项说法错误（　　）

A.保护伤口，减少感染

B.保护医务人员，减少传染

C.压迫止血

D.减轻疼痛

E.固定伤口敷料

4.以下做法错误的是（　　）

A.伤口出血可用纸巾压迫止血

B.伤口出血可用棉花压迫止血

C.伤口出血停止后，可以在伤口撒药粉

D.轻微的表皮擦伤，无需使用创可贴

E.创可贴使用时间不可过长

【想一想】

妈妈打扫卫生时不小心把玻璃水杯打破，正在收拾地面的玻璃碎片时，2岁的宝宝跑过来，突然顿住，抬起左脚，一边哭一边喊痛。只见左足底少许出血，伤口处有玻璃碎片。

请你想一想该如何处理宝宝的伤口？

附：外伤出血患儿的院前急救考核标准与评价表

外伤出血患儿的院前急救考核标准与评价表

姓名：　　　　　　学号：　　　　　　班级：　　　　　　分数：

项目	考核评价要点		分值	扣分	得分
目的（4分）	外伤出血患儿得到正确初步处理		4		
操作前准备（16分）	环境	安全、干净、整洁、温湿度适宜	4		
	操作者	着装整齐，洗手	4		
	患儿	评估意识、生命体征、心理状况、外伤出血情况	4		
	物品	准备齐全	4		
操作方法（45分）（三者选一项进行评分）	擦伤的处理	伤口浅：冲洗	10		
		伤口深：冲洗、止血、消毒（碘伏）	25		
		擦伤面积大或者面部擦伤：送往医院	10		
	切割伤的处理	止血：干净纱布覆盖伤口，按压止血	15		
		冲洗：生理盐水冲洗伤口	10		
		消毒：75%乙醇消毒	10		
		包扎：可用创口贴	10		
	刺伤的处理	冲洗：生理盐水冲洗伤口	10		
		取刺：消毒的针/镊子顺着刺的方向将刺挑出	15		
		挤出淤血：将伤口淤血挤出	10		
		消毒：75%酒精消毒	10		
操作后处理（15分）	安排患儿休息		5		
	和家长沟通，指导外伤出血的处理方法及预防		5		
	整理用物，洗手，记录患儿外伤出血情况及处置过程		5		
整体评价（20分）	着装整齐规范，沉着冷静		5		
	操作过程中，态度亲切，关心安抚患儿		5		
	操作规范，动作熟练且轻柔，患儿得到妥善处理		5		
	和家长有效沟通，取得配合治疗		5		
合计			100		

项目八　四肢骨折患儿的院前急救

情境导入

现在是幼儿园户外活动时间，小朋友们在滑梯上玩得很开心。突然乐乐被旁边的小朋友撞了一下，不小心从滑滑梯摔下来，双手先着地。乐乐大哭不止，不愿意活动左上肢，只见左前臂局部肿胀，皮肤未见出血。

【工作任务】

1.请问乐乐可能发生了什么情况？

2.接下来该如何对乐乐进行初步处理？

学习目标

素质目标　1.提升与家长能进行良好沟通的能力。

2.树立“以人为本”的服务理念，培养关爱患儿的意识。

3.具备实事求是的科学态度和严谨细致的工作作风。

知识目标　1.阐述骨折的临床表现。

2.分析骨折的常见原因。

3.正确判断骨折类型。

能力目标　1.对不同类型的四肢骨折能熟练进行院前急救。

2.能指导家长掌握四肢骨折的初步处理并进行预防骨折的健康教育。

【知识储备】

1.骨折是指骨的完整性和连续性中断。摔伤、跌倒、坠落、车祸等均可引起骨折。幼儿以四肢骨折常见，可发生于户外、学校及家庭。

2.骨折有多种分类方法，依据骨折和外界是否相通分为：闭合性骨折、开放性骨折。

3.骨折表现为局部疼痛肿胀、活动障碍、皮肤瘀青等。骨折三大特有体征：畸形、异常活动、骨擦音。X线检查是诊断骨折最重要的依据。

4.骨折现场处置最重要的是制动固定。其目的一是可以缓解疼痛，二是避免引起二次伤害，三是便于运送。

5.开放性骨折优先止血包扎，然后固定。

6.开放性骨折“三不”：不可冲洗、不可盲目用药、不可将骨折断端外露部分复位。

7.骨折预防：培养安全意识，加强安全教育，营造安全环境，提升安全监管力度。

【操作前准备】

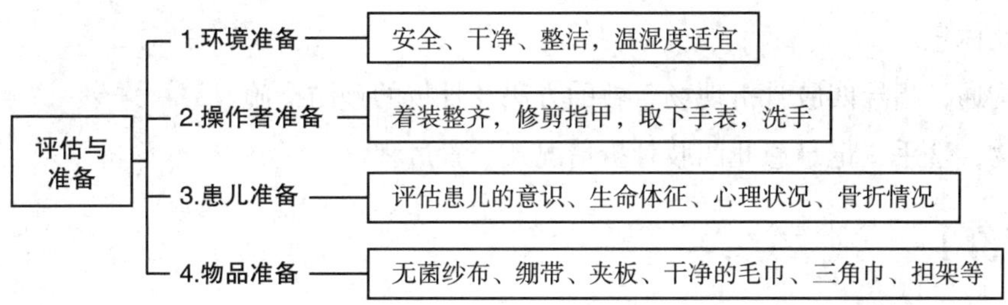

【操作方法】

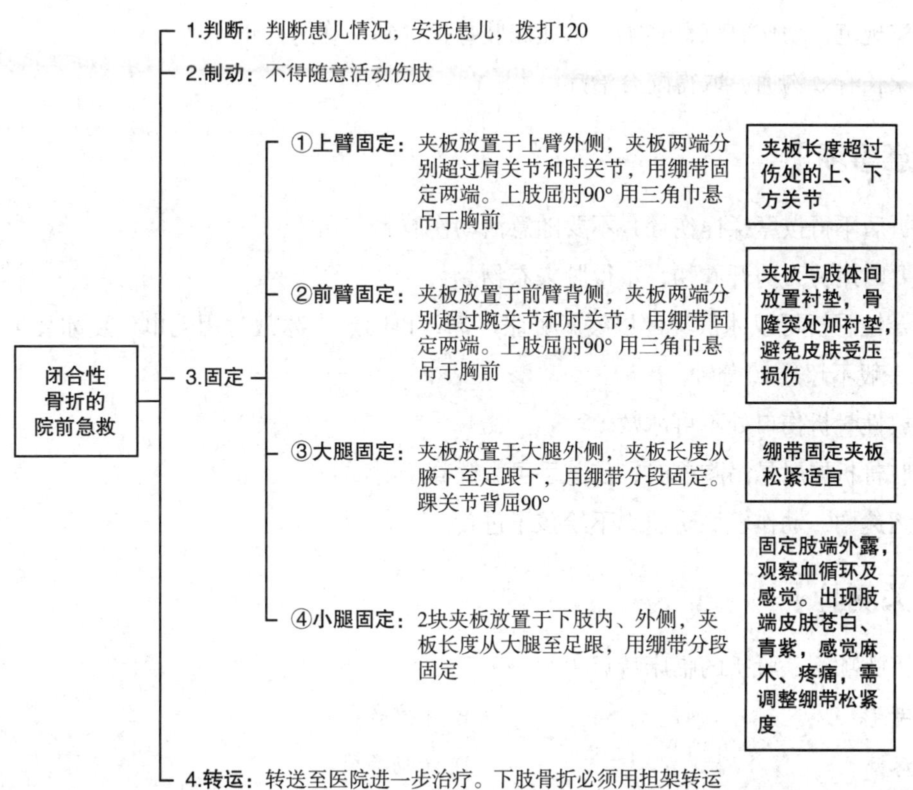

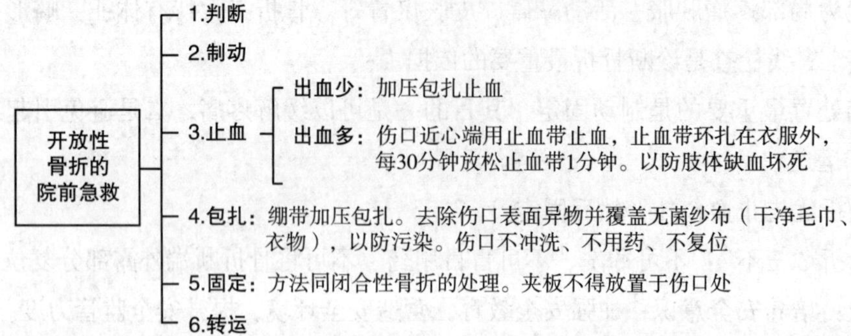

【操作后处理】

1.安排患儿休息。

2.和家长沟通，指导四肢骨折现场急救的方法及骨折的预防措施。

3.整理用物，洗手，记录患儿四肢骨折情况及处置过程。

【整体评价】

1.着装整齐规范，沉着冷静。

2.操作过程中，态度亲切，关心安抚患儿。

3.操作规范，动作熟练且轻柔，患儿四肢骨折得到正确的初步处理。

4.和家长有效沟通，取得配合治疗。

【注意事项】

1.骨折后不得按摩揉捏伤处，不要随意活动伤肢。

2.必要时用剪刀剪开衣物，不得脱去衣物。

3.闭合性骨折可以冰敷局部以缓解肿胀疼痛，再固定。冰敷时用毛巾包裹冰袋再放置皮肤上，一般不超过20分钟。

4.开放性骨折伤口处不可冰敷。

5.上肢骨折屈肘悬吊胸前时，伤肢手可微微高于肘部。

6.转运途中，动作轻稳防震，不给孩子进食。

【过关测验】

1.以下哪项不是骨折的临床特点（　　）

A.畸形　　B.骨擦音

C.疼痛　　D.活动异常

E.发热

2. 骨折的现场急救，下列哪项措施不妥当（　　）

A. 揉捏按压伤处，并活动伤肢，以了解受伤程度

B. 简单了解受伤经过

C. 无需全面详尽地进行体格检查，突出重点即可

D. 无菌纱布包扎伤口

E. 转运平稳、迅速

3. 关于开放性骨折的现场处理，以下正确的是（　　）

A. 冲洗伤口

B. 敷药

C. 尽快回纳骨折外露的断端

D. 冰敷伤口

E. 止血包扎

4. 骨折固定的目的以下哪项不正确（　　）

A. 制动

B. 缓解疼痛

C. 避免继续损伤周围的组织、血管和神经

D. 利于搬运

E. 闭合性骨折无需固定

5. 用夹板固定伤肢时，以下做法正确的是（　　）

A. 夹板不可放在伤口处

B. 夹板长度不得超过伤处的上下关节

C. 放置好夹板，用纱布固定时一定要扎紧，防止夹板移动

D. 要随时注意观察伤肢指端的血循环情况

E. 找不到夹板时可以用木棍、树枝、竹竿、硬纸板代替

【想一想】

天气晴朗，全家人一起去公园出游。哥哥和弟弟追逐打闹，弟弟突然摔倒了，趴在地上，痛得大哭起来，右腿不能活动，右下肢出现肿胀，无伤口。考虑可能右小腿骨折。

1. 请你想一想如何就地取材固定伤肢?

2. 如果现场没有任何材料可以取用，请问该如何固定伤肢?

附：四肢骨折患儿的院前急救考核标准与评价表

四肢骨折患儿的院前急救考核标准与评价表

姓名：　　　　学号：　　　　班级：　　　　分数：

<table>
<tr><th>项目</th><th colspan="2">考核评价要点</th><th>分值</th><th>扣分</th><th>得分</th></tr>
<tr><td>目的
（4分）</td><td colspan="2">四肢骨折患儿得到正确初步处理，并协助转运</td><td>4</td><td></td><td></td></tr>
<tr><td rowspan="4">操作前准备
（16分）</td><td>环境</td><td>安全、干净、整洁、温湿度适宜</td><td>4</td><td></td><td></td></tr>
<tr><td>操作者</td><td>着装整齐，洗手</td><td>4</td><td></td><td></td></tr>
<tr><td>患儿</td><td>评估意识、生命体征、心理状况、四肢骨折情况</td><td>4</td><td></td><td></td></tr>
<tr><td>物品</td><td>准备齐全</td><td>4</td><td></td><td></td></tr>
<tr><td rowspan="10">操作方法
（45分）
（二者选一项进行评分）</td><td rowspan="4">闭合性骨折的院前急救</td><td>1.判断、安抚、拨打120</td><td>5</td><td></td><td></td></tr>
<tr><td>2.制动：不得揉按伤处，不可随意活动伤肢</td><td>5</td><td></td><td></td></tr>
<tr><td>3.固定：正确固定受伤的肢体</td><td>30</td><td></td><td></td></tr>
<tr><td>4.转运：平稳、迅速</td><td>5</td><td></td><td></td></tr>
<tr><td rowspan="6">开放性骨折的院前急救</td><td>1.判断、安抚、拨打120</td><td>5</td><td></td><td></td></tr>
<tr><td>2.制动：不得揉按伤处，不可随意活动伤肢</td><td>5</td><td></td><td></td></tr>
<tr><td>3.止血：依据出血量选择适宜止血方法</td><td>10</td><td></td><td></td></tr>
<tr><td>4.包扎：绷带加压包扎</td><td>5</td><td></td><td></td></tr>
<tr><td>5.固定：正确固定受伤的肢体</td><td>15</td><td></td><td></td></tr>
<tr><td>6.转运：平稳、迅速</td><td>5</td><td></td><td></td></tr>
<tr><td rowspan="3">操作后处理
（15分）</td><td colspan="2">安排患儿休息</td><td>5</td><td></td><td></td></tr>
<tr><td colspan="2">和家长沟通，指导四肢骨折的处理方法及预防</td><td>5</td><td></td><td></td></tr>
<tr><td colspan="2">整理用物，洗手，记录患儿四肢骨折情况及处置过程</td><td>5</td><td></td><td></td></tr>
<tr><td rowspan="4">整体评价
（20分）</td><td colspan="2">着装整齐规范，沉着冷静</td><td>5</td><td></td><td></td></tr>
<tr><td colspan="2">操作过程中，态度亲切，关心安抚患儿</td><td>5</td><td></td><td></td></tr>
<tr><td colspan="2">操作规范，动作熟练且轻柔，患儿得到妥善处理</td><td>5</td><td></td><td></td></tr>
<tr><td colspan="2">和家长有效沟通，取得配合治疗</td><td>5</td><td></td><td></td></tr>
<tr><td>合计</td><td colspan="2"></td><td>100</td><td></td><td></td></tr>
</table>

项目九　头皮血肿患儿的院前急救

情境导入

小宝，2岁，他和妈妈在小区广场踢小皮球，玩得很开心。突然小宝被小皮球绊倒了，额头着地，小宝大哭起来。妈妈赶快扶起小宝，看见小宝额头出现一个鹌鹑蛋大小的包，皮肤没有破损，轻触中央稍凹陷，小宝哭得更厉害。

【工作任务】

1. 请问小宝发生了什么情况？
2. 接下来该如何对小宝进行初步处理？

学习目标

素质目标　1. 提升与家长进行良好沟通的能力。
2. 树立关爱儿童，促进健康的职业理念。
3. 形成医学整体观、唯物辩证观，提高综合分析能力。

知识目标　1. 阐述头皮血肿的临床表现。
2. 分析头皮血肿常见的原因。
3. 正确判断头皮血肿的类型。

能力目标　1. 能熟练进行头皮血肿的处理。
2. 能指导家长正确处理头皮血肿。

【知识储备】

1. 头皮血肿是头皮软组织损伤的一种类型。依据血肿出现于头皮内的具体层次可以分为皮下血肿、帽状腱膜下血肿和骨膜下血肿。其特点见表1-9-1。

2. 小的头皮血肿，1~2周吸收。大的头皮血肿，4~6周吸收。

3. 头皮血肿24小时内先冷敷，减少出血、肿胀和疼痛。24小时后再热敷，促进血肿吸收消散。

表 1-9-1 血肿的类型及特点

血肿类型	出血部位	血肿范围	疼痛	波动感	其他症状
皮下血肿	表层头皮和帽状腱膜间	血肿局限，体积小	明显	无	无
帽状腱膜下血肿	帽状腱膜与骨膜间	血肿大，易弥散，可波及全头	不明显	明显	小儿可贫血，甚至休克
骨膜下血肿	骨膜与颅骨间	体积较大、局限某一颅骨、不过骨缝	明显	可有	多有颅骨骨折

头皮结构由外到内：皮肤（血管）→皮下组织（血管、神经）→帽状腱膜→腱膜下层（疏松的结缔组织、血管）→骨膜

【操作前准备】

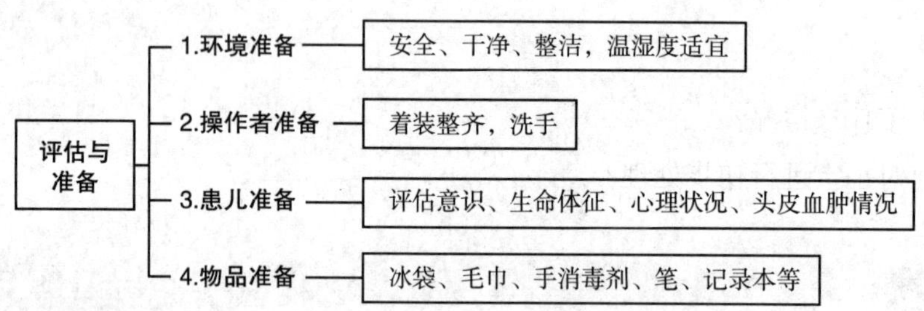

【操作方法】

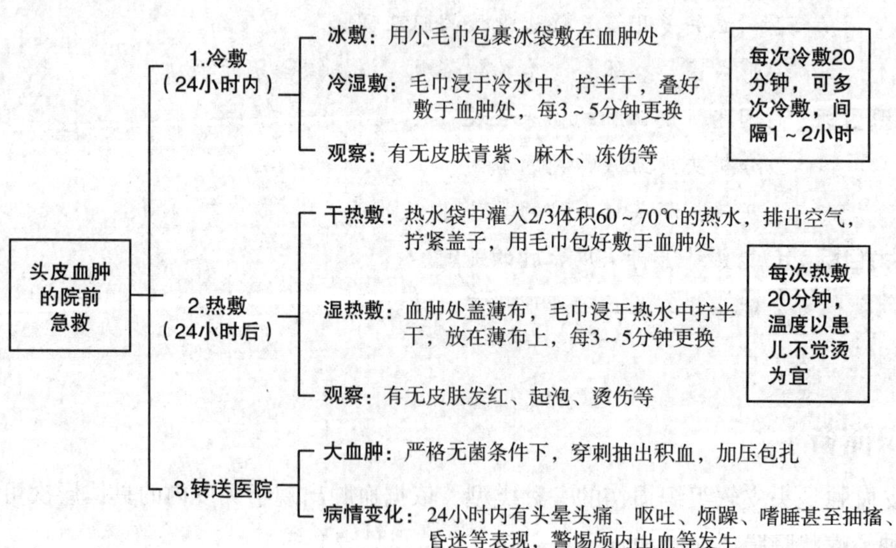

【操作后处理】

1.安排患儿休息。

2.和家长沟通，指导头皮血肿现场急救的方法。

3.整理用物，洗手，记录患儿头皮血肿情况及处置过程。

【整体评价】

1.着装整齐规范，沉着冷静。

2.操作过程中，态度亲切，关心安抚患儿。

3.操作规范，动作熟练且轻柔，患儿头皮血肿得到正确的初步处理。

4.和家长有效沟通，取得配合治疗。

【注意事项】

1.出现头皮血肿不可以用手揉搓。

2.在冷敷或者热敷过程中，注意观察，询问患儿感觉，以防冻伤或者烫伤。

3.在出现头皮血肿的24小时内要严密观察患儿是否有头晕头痛、呕吐、神志改变甚至抽搐、昏迷等，警惕发生颅内出血、脑震荡等。

4.大的头皮血肿需要在医院，严格消毒后抽取积血，不可以自行在家中抽取积血。

【过关测验】

1.以下关于头皮血肿的说法正确的是（　　）

A.皮下血肿体积较小、张力高、中心较周边硬

B.帽状腱膜下血肿可致休克

C.骨膜下血肿无波动感

D.皮下血肿疼痛不明显

E.骨膜下血肿可波及全头

2.关于帽状腱膜下血肿，以下说法错误的是（　　）

A.受颅缝限制，血肿不会波及全头

B.疼痛不明显，波动感明显

C.已有感染的血肿，需切开头皮引流感染灶

D.血肿较小者可以头部加压包扎，待其自行吸收

E.血肿较大且凝血功能正常，严格消毒后，穿刺抽出积血，再加压包扎

3. 以骨缝为界的头皮血肿是（　　）

A. 皮下血肿　　B. 帽状腱膜下血肿

C. 骨膜下血肿　　D. 硬膜下血肿

E. 头皮裂伤

4. 关于头皮血肿，以下做法错误的是（　　）

A. 24小时内冷敷

B. 24小时后热敷

C. 冷敷时观察皮肤有无青紫、麻木等表现

D. 无冰袋时，可以用小毛巾冷湿敷

E. 发生头皮血肿，立刻用手揉搓，以揉散积血

5. 关于头皮血肿，以下说法错误的是（　　）

A. 皮下血肿，一般出血少，早期冷敷，后期热敷

B. 骨膜下血肿如果伴有颅骨骨折，应当加压包扎

C. 小的帽状腱膜下血肿加压包扎头部，待其自行吸收

D. 大的帽状腱膜下血肿且凝血功能正常，可以穿刺抽血，再加压包扎

E. 已感染的帽状腱膜下血肿，宜切开头皮引流脓液

【想一想】

宝宝在沙发上蹦蹦跳跳，不小心从沙发靠背上跌落到地面。额头磕了一个核桃大小的包，表皮无破损，疼得直哭。妈妈赶快拿来红花油，准备揉搓额头的包块。

1. 请你想一想妈妈的做法对吗？

2. 你应该怎么办？

附：头皮血肿患儿的院前急救考核标准与评价表

头皮血肿患儿的院前急救考核标准与评价表

姓名：　　学号：　　班级：　　分数：

项目	考核评价要点		分值	扣分	得分
目的（4分）	头皮血肿患儿得到正确初步处理		4		
操作前准备（16分）	环境	安全、干净、整洁、温湿度适宜	4		
	操作者	着装整齐，洗手	4		
	患儿	评估意识、生命体征、心理状况、头皮血肿的情况	4		
	物品	准备齐全	4		

续表

项目	考核评价要点		分值	扣分	得分
操作方法（45分）	1.冷敷（20分）	24小时内冷敷	3		
		冰敷：毛巾包裹冰袋敷于血肿处	8		
		冷湿敷：毛巾浸于冷水，拧半干，敷于血肿处，每3~5分钟更换			
		每次冷敷20分钟，可多次冷敷	3		
		观察皮肤有无青紫、冻伤等	3		
		作用：减少出血，缓解疼痛肿胀	3		
	2.热敷（15分）	24小时后热敷	2		
		干热敷：热水灌入热水袋，用毛巾包好，敷血肿处	7		
		湿热敷：毛巾浸于热水，拧半干，敷血肿处，每3~5分钟更换			
		每次热敷20分钟，以患儿不觉烫为宜	2		
		观察皮肤有无发红、起泡、烫伤等	2		
		作用：促进血肿吸收消散	2		
	3.转送医院（5分）	大血肿需送至医院处理	5		
		24小时内出现头晕头痛、呕吐、神志改变甚至昏迷、抽搐，立即送至医院			
	4.不可揉搓血肿（5分）		5		
操作后处理（15分）	安排患儿休息		5		
	和家长沟通，指导头皮血肿的处理方法		5		
	整理用物，洗手，记录患儿头皮血肿情况及处置过程		5		
整体评价（20分）	着装整齐规范，沉着冷静		5		
	操作过程中，态度亲切，关心安抚患儿		5		
	操作规范，动作熟练且轻柔，患儿得到妥善处置		5		
	和家长有效沟通，取得配合治疗		5		
合计			100		

项目十　毒蜂蜇伤患儿的院前急救

情境导入

春天的上午，阳光明媚，乐乐一家人前往郊外春游。这里空气清新，鸟语花香，蝴蝶蜜蜂穿梭于花丛中，乐乐和姐姐开心地扑蝴蝶。忽然乐乐感到右胳膊剧痛，皮肤红肿，忍不住大哭起来。

【工作任务】

1. 请问乐乐可能出现了什么情况？
2. 接下来该如何为乐乐进行初步处理？
3. 请对家长进行毒蜂蜇伤的健康教育。

学习目标

素质目标　1. 提升与家长能进行良好沟通的能力及表达能力。

2. 具备“爱伤”观念，树立关爱患儿的职业精神。

知识目标　1. 区分不同毒蜂蜇伤的临床表现。

2. 解释毒蜂的生理特性。

3. 正确判断毒蜂蜇伤的程度。

能力目标　1. 能熟练进行毒蜂蜇伤的处理。

2. 能指导家长正确处理毒蜂蜇伤并进行预防毒蜂蜇伤的健康教育。

【知识储备】

1. 蜂蜇伤的临床表现（蜂毒成分复杂，含有溶血毒素、神经毒素、过敏成分等）

局部症状：蜇伤处出现红肿、剧痛、瘙痒，皮肤可出现水泡，甚至化脓。

全身症状：发热、头晕头痛、恶心呕吐，严重者出现口唇麻木、胸闷、呼吸麻痹、昏迷、肾功能衰竭等。

过敏反应：荨麻疹、喉头水肿、呼吸困难、严重者出现过敏性休克（早期致死的主要原因）。

2. 蜜蜂的螯针与内脏相连，且有倒钩，在刺入皮肤后，难以拔出。故在蜇人后毒刺会拖着内脏一起出来，蜜蜂很快死亡。

3. 马蜂螯针相对独立，无倒钩，蜇人后可以拔出皮肤，故可以多次发动攻击。

4. 蜜蜂、马蜂（又称为黄蜂、胡蜂）蜇伤的特点，见表1-10-1。

表1-10-1　蜜蜂、马蜂蜇伤的特点

蜇伤类型	毒液性质	毒力强弱	临床症状	螯针残留皮肤	蜇伤次数	中和毒素
蜜蜂蜇伤	酸性	弱	局部症状轻	是	1次	肥皂水
马蜂蜇伤	碱性	强	局部症状重 严重者过敏性休克	一般不会	多次	食醋

【操作前准备】

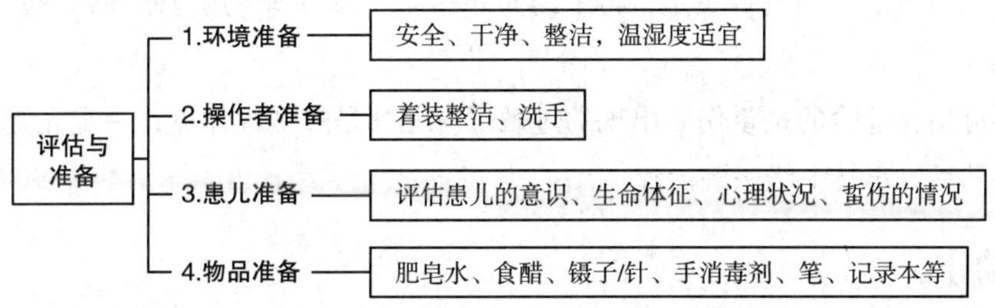

【操作方法】

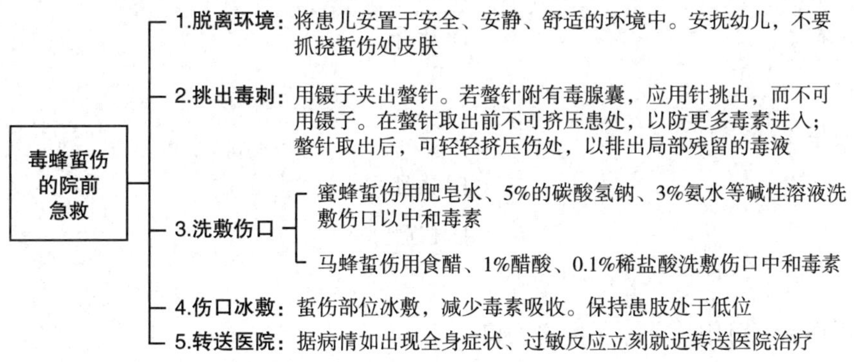

【操作后处理】

1. 安排患儿休息。
2. 和家长沟通，指导毒蜂蜇伤现场急救的方法及毒蜂蜇伤的预防措施。
3. 整理用物，洗手，记录患儿毒蜂蜇伤的情况及处置过程。

【整体评价】

1.着装整齐规范，沉着冷静。

2.操作过程中，态度亲切，关心安抚患儿。

3.操作规范，动作熟练且轻柔，患儿毒蜂蜇伤得到正确的初步处理。

4.和家长有效沟通，取得配合治疗。

【注意事项】

1.建议穿浅色光滑的长衣长裤，戴帽子。避免衣着鲜艳，尤其是黄色，以免吸引毒蜂注意。避免衣着黑色、避免进食刺激性食物以防激怒毒蜂。

2.家长不要使用香水或者芳香化妆品。

3.携带的甜食及含糖饮料密封好。

4.玩耍时远离蜂巢。

5.面对马蜂攻击“四不”：不拍打、不抵抗、不逃跑、不喊叫。应当原地趴下，手抱头部，衣物包住裸露皮肤。当马蜂飞走，再下蹲向外移动。因为马蜂用复眼视物，复眼对移动的物体敏感。

6.蜇伤并不可怕，危险的是蜇伤后出现的过敏反应尤其是过敏性休克，一定先就近就医，给予抢救用药后，再转上级医院治疗。

【过关测验】

1.被蜜蜂蜇伤后应当减少活动，局部放置（　　），以减少毒素吸收

A.冰袋　　B.乙醇

C.无菌纱布　　D.牙膏

E.风油精

2.蜜蜂毒液呈（　　）

A.酸性　　B.碱性

C.中性　　D.阴性

E.阳性

3.被黄蜂蜇伤后，可用（　　）冲洗伤口

A.流动水　　B.肥皂水

C.5%碳酸氢钠　　D.食醋

E.75%乙醇

4. 被蜜蜂蜇伤后，以下做法错误的是（　　）

A. 先挑出螯针　　B. 用肥皂水清洗伤口

C. 局部冰敷　　D. 直接按压螯入点，促使毒液排出

E. 如果出现过敏反应，尽快就近就医

5. 被蜜蜂蜇伤后，可用（　　）冲洗伤口

A. 流动水　　B. 肥皂水

C. 牛奶　　D. 食醋

E. 75% 乙醇

【想一想】

宝宝一家准备去野外郊游，那里有一片花海，蜂蝶飞舞。妈妈给宝宝穿上了黄色可爱的小裙子，妈妈自己也打扮得光彩照人，打算在那里拍摄美照。

1. 请你想一想妈妈为出游挑选的行装合适吗?

2. 如果是你，该如何做好这一次的出游服装准备?

附：毒蜂蜇伤患儿的院前急救考核标准与评价表

毒蜂蜇伤患儿的院前急救考核标准与评价表

姓名：　　　　　　学号：　　　　　　班级：　　　　　　分数：

<table>
<tr><th>项目</th><th colspan="2">考核评价要点</th><th>分值</th><th>扣分</th><th>得分</th></tr>
<tr><td>目的
（4分）</td><td colspan="2">毒蜂蜇伤患儿得到正确初步处理，病情重者及时就近就医</td><td>4</td><td></td><td></td></tr>
<tr><td rowspan="4">操作前准备
（16分）</td><td>环境</td><td>安全、干净、整洁、温湿度适宜</td><td>4</td><td></td><td></td></tr>
<tr><td>操作者</td><td>着装整齐，洗手</td><td>4</td><td></td><td></td></tr>
<tr><td>患儿</td><td>评估意识、生命体征、心理状况、蜇伤情况</td><td>4</td><td></td><td></td></tr>
<tr><td>物品</td><td>准备齐全</td><td>4</td><td></td><td></td></tr>
<tr><td rowspan="5">操作方法
（45分）</td><td colspan="2">1.脱离环境：将患儿安置于安全、安静的环境中。安抚幼儿，不要抓挠蜇伤处皮肤</td><td>10</td><td></td><td></td></tr>
<tr><td colspan="2">2.挑出毒刺：用正确的方法挑出螫针。螫针未取出前不得挤压伤口</td><td>10</td><td></td><td></td></tr>
<tr><td colspan="2">3.洗敷伤口：蜜蜂蜇伤用肥皂水等碱性溶液，马蜂蜇伤用食醋等酸性溶液</td><td>10</td><td></td><td></td></tr>
<tr><td colspan="2">4.伤口冰敷：患肢处于低位，可涂抹抗组胺软膏</td><td>5</td><td></td><td></td></tr>
<tr><td colspan="2">5.转送医院：如出现全身症状或者过敏反应，及时就近就医</td><td>10</td><td></td><td></td></tr>
<tr><td rowspan="3">操作后处理
（15分）</td><td colspan="2">安排患儿休息</td><td>5</td><td></td><td></td></tr>
<tr><td colspan="2">和家长沟通，指导毒蜂蜇伤的处理方法及预防</td><td>5</td><td></td><td></td></tr>
<tr><td colspan="2">整理用物，洗手，记录患儿毒蜂蜇伤情况及处置过程</td><td>5</td><td></td><td></td></tr>
<tr><td rowspan="4">整体评价
（20分）</td><td colspan="2">着装整齐规范，沉着冷静</td><td>5</td><td></td><td></td></tr>
<tr><td colspan="2">操作过程中，态度亲切，关心安抚患儿</td><td>5</td><td></td><td></td></tr>
<tr><td colspan="2">操作规范，动作熟练且轻柔，患儿得到妥善处置</td><td>5</td><td></td><td></td></tr>
<tr><td colspan="2">和家长有效沟通，取得配合治疗</td><td>5</td><td></td><td></td></tr>
<tr><td>合计</td><td colspan="2"></td><td>100</td><td></td><td></td></tr>
</table>

项目十一　食物中毒患儿的院前急救

情境导入

妈妈中午准备做四季豆炒肉，因为赶时间，匆匆翻炒一下就出锅了。小宝吃后没多久出现了呕吐、腹痛的症状。

【工作任务】

1. 请问小宝发生了什么情况？
2. 接下来该如何对小宝进行初步处理？

学习目标

素质目标
1. 提升与家长能进行良好沟通的能力。
2. 具备对儿童的关心、爱心、细心、耐心。
3. 树立科学严谨的职业理念。

知识目标
1. 阐述食物中毒的临床表现。
2. 分析食物中毒常见的原因。
3. 正确判断食物中毒的类型。

能力目标
1. 能熟练进行食物中毒的处理。
2. 能指导家长正确处理食物中毒并进行预防食物中毒的健康教育。

【知识储备】

1. 食物中毒是指人摄入含有生物性、化学性有毒有害物质后或者把有毒有害物质当作食物摄入后出现的非传染性的急性或亚急性疾病。

2. 食物中毒分类如下。

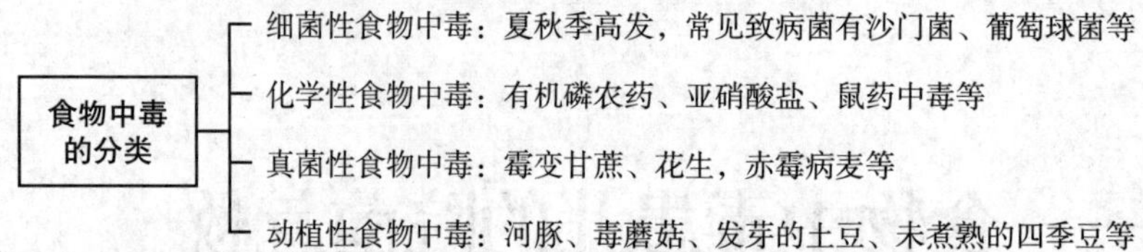

3.食物中毒多出现胃肠道症状，如：恶心、呕吐、腹痛、腹泻等，腹泻严重者可发生酸中毒、电解质紊乱、脱水甚至休克。部分可出现神经系统症状如头痛乏力、咽肌眼肌麻痹。少部分引起过敏反应如口舌麻木、荨麻疹等。

4.食物中毒的预防：对幼儿及照护者加强食品卫生安全教育。不吃变质、过期的食物；不生吃海鲜、河鲜；不吃来历不明的野菜、蘑菇；不吃发芽的土豆；少吃腌制食物；四季豆要炒熟。生熟食分开放置。吃新鲜食物，瓜果蔬菜清洗干净。培养饭前洗手的良好习惯。

【操作前准备】

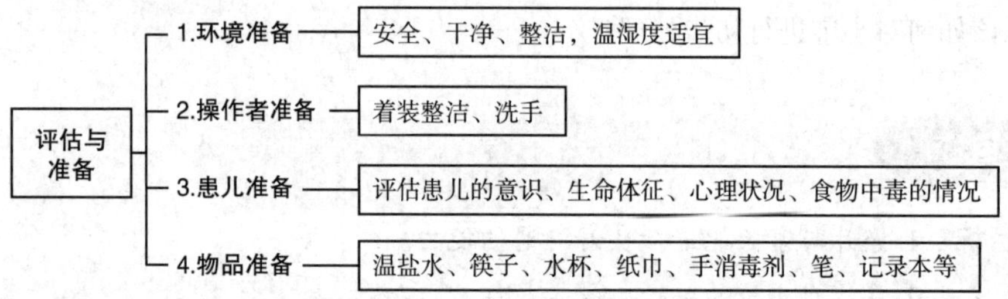

【操作方法】

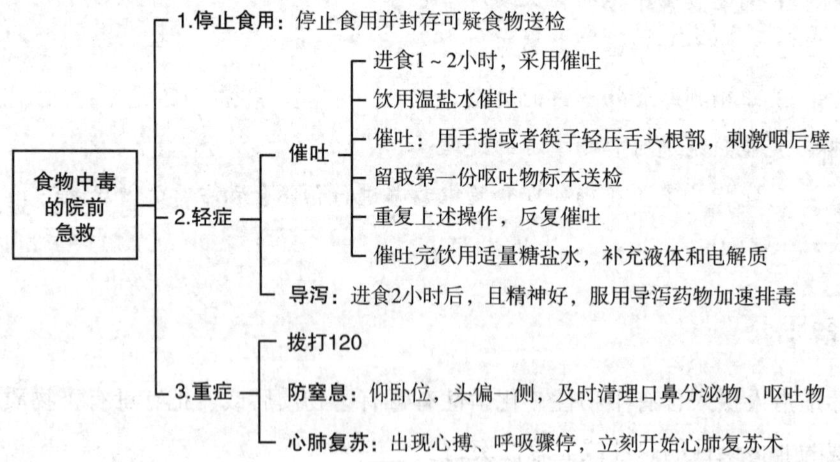

【操作后处理】

1.安排患儿休息。

2. 和家长沟通，指导食物中毒现场急救的方法。

3. 整理用物，清洁环境，洗手，记录患儿食物中毒情况及处置过程。

【整体评价】

1. 着装整齐规范，沉着冷静。

2. 操作过程中，态度亲切，关心安抚患儿。

3. 操作规范，动作熟练且轻柔，患儿食物中毒得到正确的初步处理。

4. 和家长有效沟通，取得配合治疗。

【注意事项】

1. 患儿若昏迷或者<1岁，不宜催吐。

2. 发生食物中毒要留取食物标本送检。如无法取得标本，可以保留呕吐物或者排泄物送检。

【过关测验】

1. 细菌性食物中毒的高发季节是（　　）

A. 春季　　B. 夏秋季

C. 春秋季　　D. 冬季

E. 冬春季

2. 黄曲霉及其毒素引起的食物中毒是由于进食以下哪种食物（　　）

A. 未煮熟的四季豆　　B. 发芽的土豆

C. 发霉的花生　　D. 豆浆

E. 毒蘑菇

3. 食用海鲜时适量添加（　　）可有利于预防副溶血弧菌引起的食物中毒

A. 酱油　　B. 蒜末

C. 姜汁　　D. 食盐

E. 食醋

4. 关于食物中毒，以下做法错误的是（　　）

A. 进食不超过2小时，立刻催吐

B. 无论患儿意识是否清醒，进食不超过2小时均可催吐

C. 进食超过2小时，且精神好，可以导泻

D. 进食超过5小时，催吐没有作用

E. 需要留取标本送检

5. 食物中毒的特点有（　　）

A. 潜伏期短，呈暴发性　　B. 与食用同一批食物有关

C. 临床表现相类似　　D. 发生有季节性

E. 人与人之间不会直接传染

【想一想】

妈妈今天准备用石磨磨豆浆，这是小宝最爱喝的。妈妈已将豆汁磨好，正打算煮豆浆时，小宝看见了，迫不及待地喝了一大杯生豆汁，妈妈阻拦不及。没多久，小宝哭着喊肚子疼，伴随呕吐。

1. 请你想一想小宝可能是什么情况？

2. 你应该如何进行急救？

附：食物中毒患儿的院前急救考核标准与评价表

食物中毒患儿的院前急救考核标准与评价表

姓名：　　　　　　　学号：　　　　　　　班级：　　　　　　　分数：

项目	考核评价要点			分值	扣分	得分
目的（4分）	食物中毒患儿得到正确初步处理			4		
操作前准备（16分）	环境	安全、干净、整洁、温湿度适宜		4		
	操作者	着装整齐，洗手		4		
	患儿	评估意识、生命体征、心理状况、食物中毒的情况		4		
	物品	准备齐全		4		
操作方法（45分）	1.停用（5分）	停止食用并封存可疑食物送检		5		
	2.轻症（25分）	催吐	进食2小时内进行	3		
			饮用温盐水	3		
			用筷子轻压舌头根部，刺激咽后壁	4		
			留取第一份呕吐物标本送检	3		
			重复上述操作，反复催吐	3		
			催吐完饮用糖盐水补充水、电解质	3		
		导泻	进食>2小时，且精神好	3		
			用导泻药物加速排毒	3		
	3.重症（15分）	拨打120		4		
		防窒息		5		
		出现心搏、呼吸骤停，行心肺复苏术		6		
操作后处理（15分）	安排患儿休息			5		
	和家长沟通，指导食物中毒的处理方法			5		
	整理用物，清洁环境，洗手，记录患儿食物中毒情况及处置过程			5		
整体评价（20分）	着装整齐规范，沉着冷静			5		
	操作过程中，态度亲切，关心安抚患儿			5		
	操作规范，动作熟练且轻柔，患儿得到妥善处置			5		
	和家长有效沟通，取得配合治疗			5		
合计				100		

项目十二　温箱的使用

情境导入

小宝，男，孕33周顺产出生，出生体重1780g。Apgar评分1分钟8分，5分钟8分。体温35.5℃，呼吸55次/分，心率138次/分，血氧饱和度88%。哭声低弱，四肢活动差。拟转入新生儿科进一步观察治疗。

【工作任务】

1.请你正确评估宝宝情况。

2.如何为宝宝进行温箱内护理?

学习目标

素质目标　1.具备尊重生命、热爱劳动的职业素养。

2.提升与新生儿家长沟通与共情能力。

知识目标　1.说出温箱使用的适应证。

2.讲解温箱的结构。

能力目标　1.能为温箱中的患儿进行各种护理。

2.能熟练并独立完成入箱前和出箱的相关操作。

【知识储备】

1.温箱能为患儿创造一个温度和湿度相适宜的环境，使其体温保持稳定，提高患儿的成活率。

2.温箱适应证：①早产儿、低出生体重儿，在室温下常规穿衣盖被不能维持体温稳定；②新生儿硬肿症；③需要保护性隔离如剥脱性皮炎等。

3.患儿出生体重越低，初始箱温设置越高，随日龄增加，箱温逐渐下调。患儿出生体重、出生天数与温箱温度的关系，见表1-12-1。

4. 出温箱条件：体重达2000g，或虽不到2000g但一般情况好，奶量足，室温维持在24~26℃时，患儿正常穿衣盖被能保持体温正常。

表1-12-1　不同出生体重早产儿温箱温度与湿度参数

出生体重（kg）	温度				相对湿度
	35℃	34℃	33℃	32℃	
1.0~	出生10天内	10天后	3周后	5周后	55%~65%
1.5~	—	出生10天内	10天后	4周后	
2.0~	—	出生2天内	2天后	3周后	
>2.5	—	—	出生2天内	2天后	

【操作前准备】

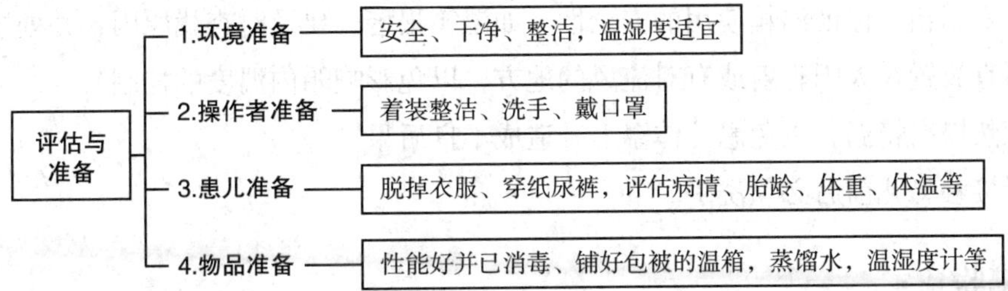

【操作方法】

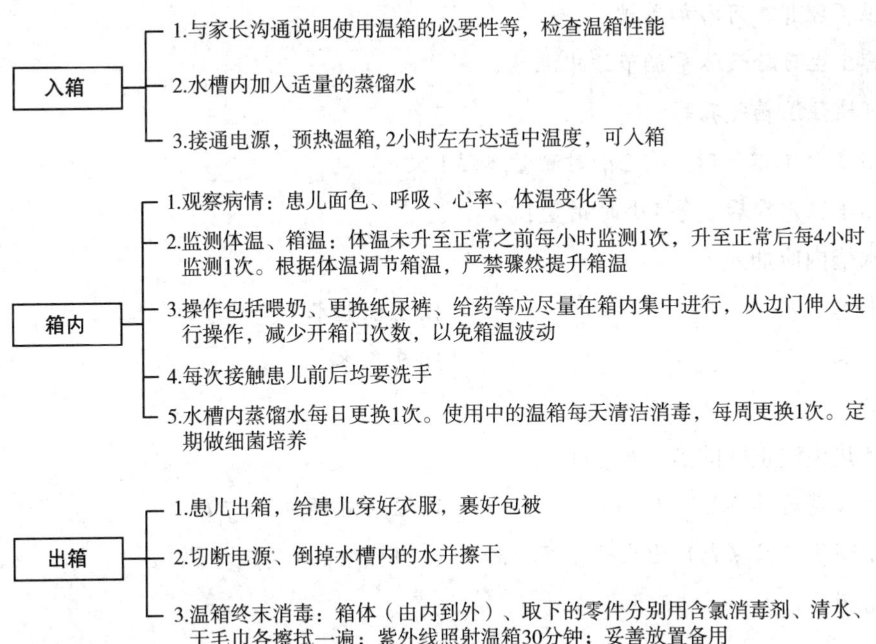

【操作后处理】

1. 关注安抚患儿。
2. 和家长沟通温箱使用的相关事宜。
3. 整理用物，洗手，记录患儿及温箱使用情况并做好交接班。

【整体评价】

1. 着装整齐规范，沉着冷静。
2. 操作过程中，态度亲切，关爱患儿。
3. 严格执行操作规程，动作熟练且轻柔。
4. 和家长有效沟通，取得配合。

【注意事项】

1. 定期检查温箱，保证温箱使用的安全性。如温箱报警，要及时查找原因，并处置。
2. 温箱不宜放置在太阳直射或有对流风的地方，以免影响箱内温度的控制。
3. 严禁骤然提高箱温，以免患儿体温上升造成不良后果。
4. 操作者接触患儿前后必须洗手。

【过关测验】

1. 温箱使用错误的是（　　）

A. 保温不理想，可添加盖被

B. 据其出生日龄及体重调节适中温度

C. 不可堵住温箱气孔

D. 体温在36℃以下时，每2小时测量体温1次

E. 患儿体温正常后，每4小时测量1次

2. 温箱水槽内应加入（　　）

A. 自来水　　B. 生理盐水

C. 蒸馏水　　D. 矿泉水

E. 开水

3. 温箱预热说法正确的是（　　）

A. 患儿入箱后再预热　　B. 温箱应预热至37℃

C. 温箱预热应根据患儿出生体重及日龄　　D. 预热1小时即可

E. 无需预热

4. 温箱使用时箱内湿度正确的是（　　）

A. 箱内湿度应保持在45%~55%

B. 箱内湿度应保持在65%~75%

C. 箱内湿度应保持在55%~65%

D. 箱内湿度应保持在35%~55%

E. 箱内湿度应保持在75%~85%

5. 温箱使用过程中，温箱应（　　）

A. 每天更换1次

B. 每5天更换1次

C. 每周更换1次

D. 每2周更换1次

E. 中间不更换

【想一想】

陈宝宝，女，5天，因“体温不升，拒乳1天”入院，诊断为新生儿硬肿症。入院时查体：体温32.8℃，大腿外侧皮肤出现硬肿。给予温箱复温治疗，作为新生儿科护士，应如何做好温箱的使用?

附：温箱的使用考核标准与评价表

温箱的使用考核标准与评价表

姓名： 学号： 班级： 分数：

项目	考核评价要点		分值	扣分	得分
目的（4分）	使患儿体温保持稳定		4		
操作前准备（16分）	环境	安全、干净、整洁，温湿度适宜	4		
	操作者	着装整齐，洗手，戴口罩	4		
	患儿	脱去衣服，穿纸尿裤，评估病情、胎龄、体重、体温等	4		
	物品	准备齐全	4		
操作方法（50分）	入箱	1.与家长沟通说明使用温箱的必要性，检查温箱性能	4		
		2.水槽内加入适量蒸馏水	3		
		3.接通电源，预热温箱，2小时左右达适中温度，可入箱	5		
	箱内	1.监测体温、箱温：体温未稳定前测量每小时1次，稳定后测量体温每4小时1次。据体温调节箱温，严禁骤然提升箱温	5		
		2.各项操作尽量在箱内集中进行，从边门伸入进行操作，减少开箱门的时间和次数	5		
		3.接触患儿前后要洗手	5		
		4.水槽内蒸馏水每日更换。使用中温箱每天清沽消毒，每周更换1次。定期做细菌培养	5		
		5.如温箱报警，要及时查找原因，并处置	5		
	出箱	1.患儿出箱，给患儿穿好衣服，裹好包被	4		
		2.切断电源，倒掉水槽内的水并擦干	4		
		3.温箱终末消毒，妥善放置备用	5		
操作后处理（12分）	关注安抚患儿		4		
	和家长沟通温箱使用的相关事宜		4		
	整理用物，洗手，记录患儿及温箱使用情况并做好交接		4		
整体评价（18分）	着装整齐规范，沉着冷静		3		
	操作过程中关爱新生儿、态度和蔼		5		
	严格执行操作规程，动作熟练且轻柔		5		
	和家长有效沟通，取得配合治疗		5		
合计			100		

项目十三　蓝光箱的使用

情境导入

患儿欣欣，女，3天，足月顺产。医师查房发现宝宝全身皮肤很黄，皮测黄疸指数为18–22–21，抽血查血清胆红素值为293μmol/L，间接胆红素升高为主，行蓝光照射治疗。

【工作任务】

1. 请你判断欣欣黄疸的性质，并说出依据。
2. 如何为欣欣进行蓝光治疗？
3. 请对家长进行健康教育指导。

学习目标

素质目标 1. 提升与家长进行有效沟通的能力。
2. 建立临床思维，锻炼分析、解决问题的能力。
3. 树立爱岗敬业的职业情怀。

知识目标 1. 准确判断黄疸的性质。
2. 概括蓝光治疗的适应证。
3. 解释蓝光治疗黄疸的原理。

能力目标 1. 能熟练进行蓝光箱的使用。
2. 能对家长进行新生儿黄疸的健康教育指导。

【知识储备】

1. 蓝光治疗适应证：①各种原因所致的以间接（未结合）胆红素升高为主的新生儿黄疸；②换血前后的辅助治疗。

2. 蓝光治疗的原理：通过蓝光照射使血中脂溶性的间接胆红素转化为水溶性的同分异构体，而随胆汁、尿液等排出体外。

3. 蓝光箱采用波长420~470nm的蓝光最为有效。灯管与患儿皮肤距离为33~50cm。灯管使用300小时后能量输出减弱20%，900小时后减弱35%，使用1000小时必须更换灯管。

4. 蓝光治疗的方法有：单面光疗、双面光疗、光疗毯。双面光疗效果优于单面光疗。

5. 蓝光治疗常见的副作用：发热、腹泻、皮疹、核黄素（维生素B_2）缺乏、贫血、青铜症等。

【操作前准备】

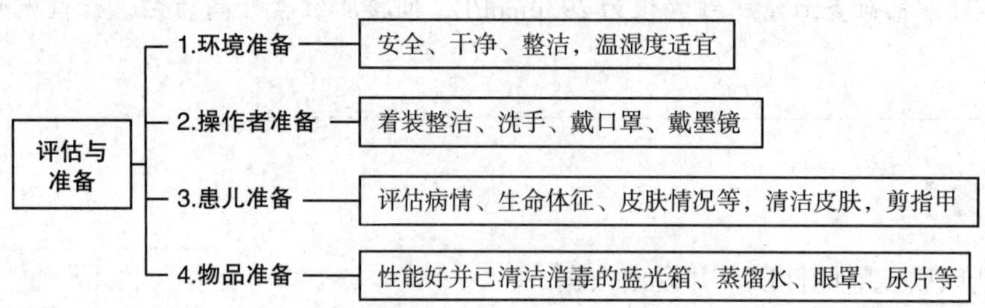

【操作方法】

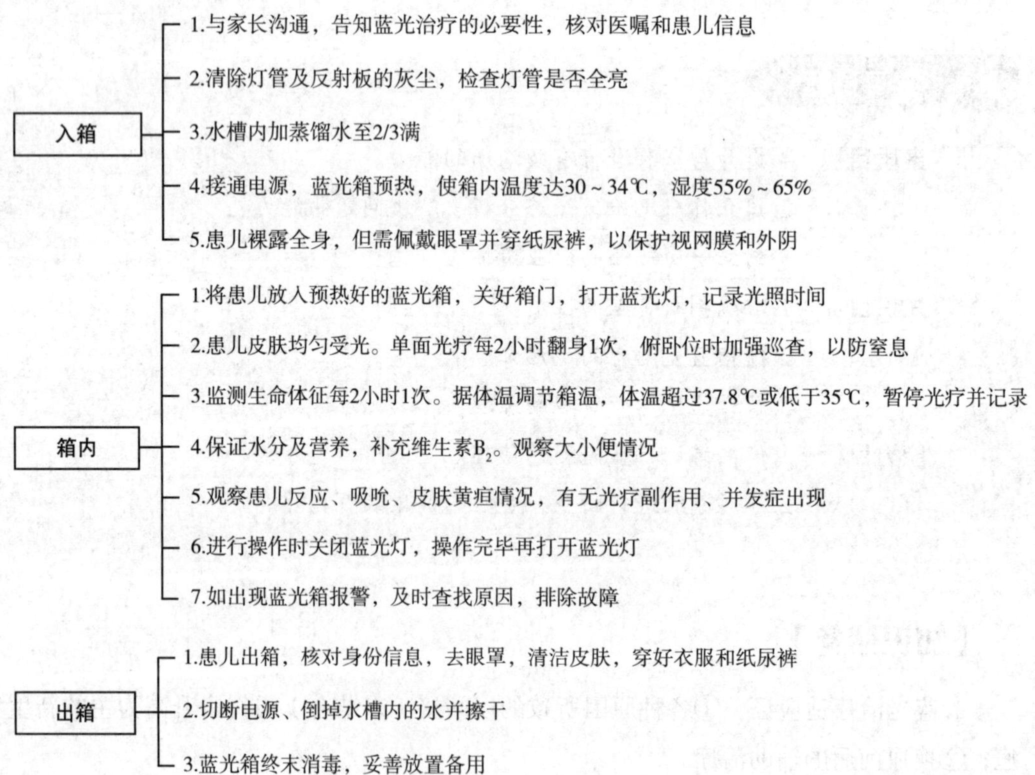

【操作后处理】

1.关注安抚患儿。

2.和家长沟通蓝光箱使用的相关事宜。

3.整理用物，洗手，记录患儿光疗情况、光疗开始及结束时间、灯管使用时间并做好交接班。

【整体评价】

1.着装整齐规范，沉着冷静。

2.操作过程中，态度亲切，关爱患儿。

3.操作规范，动作熟练且轻柔。

4.和家长有效沟通，取得配合治疗。

【注意事项】

1.定期检查蓝光箱，保证蓝光箱使用的安全性。蓝光箱不宜放置在太阳直射或有对流风的地方。

2.裸露全身皮肤，但要戴眼罩和穿纸尿裤，全程关注眼罩、纸尿裤有无脱落。

3.患儿入箱前，在清洁皮肤后，避免涂上油类，以免降低光疗效果。

4.视觉评估黄疸程度不可靠，需要监测血清胆红素水平。

5.使用外罩屏障遮挡蓝光，以免蓝光影响到周围患儿及护理人员。

6.光疗过程加强巡视，及时清除玻璃板上的污物如呕吐物、汗液等，观察皮肤有无受压破损。

【过关测验】

1.蓝光箱预热温度一般为（　　）

A. 36~37℃　　B. 37~38℃

C. 35~36℃　　D. 30~34℃

E. 34~35℃

2.蓝光箱的使用以下哪项不正确（　　）

A.裸露全身　　B.佩戴眼罩和穿纸尿裤

C.箱温在30~34℃　　D.湿度保持55%~65%

E.灯管距患儿为80cm，以免烫伤

3.关于蓝光箱使用的操作，以下哪项正确（　　）

A.使用前患儿应沐浴，涂油涂粉做好护肤工作

B.患儿入箱后需佩戴眼罩，不需穿纸尿裤

C.单面光照射，每2小时需翻身一次

D.有效灯距为20~30cm

E.光疗的患儿不需额外补水

4.蓝光箱治疗新生儿黄疸，蓝光的波长是（　　）

A. 450~500nm　　B. 420~470nm

C. 400~450nm　　D. 325~375nm

E. 450~500nm

5.蓝光疗法的适应证有（　　）

A.新生儿硬肿症　　B.新生儿破伤风

C.新生儿颅内出血　　D.新生儿败血症

E.新生儿高胆红素血症

【想一想】

胡小宝，男，足月顺产。生后纯母乳喂养。出生后第3天开始出现皮肤黄染，黄疸渐加重，家长未引起重视，未给予特殊处理。现满月回院体检，保健医生发现患儿全身皮肤黄染明显，门诊查血清总胆红素268μmol/L，患儿患有蚕豆病，收入院。

1.医生开医嘱，给予胡小宝蓝光治疗，请问入箱前需做哪些准备工作？

2.患儿患有蚕豆病，请问如何对家长进行健康宣教？

附：蓝光箱的使用考核标准与评价表

蓝光箱的使用考核标准与评价表

姓名：　　学号：　　班级：　　分数：

项目	考核评价要点		分值	扣分	得分
目的（2分）	降低血清未结合胆红素浓度		2		
操作前准备（12分）	环境	安全、干净、整洁，温湿度适宜	3		
	操作者	着装整齐，洗手，戴口罩，戴墨镜	3		
	患儿	评估病情、生命体征、皮肤情况等，清洁皮肤，剪指甲	3		
	物品	准备齐全	3		

续表

项目	考核评价要点		分值	扣分	得分
操作方法（57分）	入箱	1. 与家长沟通，告知蓝光治疗的必要性，核对医嘱和患儿信息	3		
		2. 清除灯管及反射板的灰尘，检查灯管是否全亮	3		
		3. 水槽内加蒸馏水至2/3满	3		
		4. 接通电源，蓝光箱预热，使箱内温度达30~34℃，湿度55%~65%	3		
		5. 患儿裸露全身，需佩戴眼罩并穿纸尿裤	5		
	箱内	1. 将患儿放入预热好的蓝光箱，关好箱门，打开蓝光灯，记录光照时间	4		
		2. 患儿皮肤均匀受光。单面光疗每2小时翻身1次，俯卧位时加强巡查，以防窒息	4		
		3. 监测生命体征q2h。据体温调节箱温，体温>37.8℃或<35℃，暂停光疗并记录	5		
		4. 保证水分及营养，观察大小便情况	4		
		5. 观察患儿反应、吸吮、皮肤黄疸情况，有无光疗副作用、并发症出现	5		
		6. 进行操作时关闭蓝光灯，操作完毕再打开蓝光灯	4		
		7. 如蓝光箱报警，及时查找原因，排除故障	3		
	出箱	1. 患儿出箱，核对身份信息，去眼罩，清洁皮肤，穿好衣服和纸尿裤	3		
		2. 切断电源、倒掉水槽内的水并擦干	3		
		3. 蓝光箱终末消毒，妥善放置备用	5		
操作后处理（9分）	关注安抚患儿		3		
	和家长沟通蓝光箱使用的相关事宜		3		
	整理用物，洗手，记录患儿光疗情况、光疗开始及结束时间、灯管使用时间并做好交接班		3		
整体评价（20分）	着装整齐规范，沉着冷静		5		
	操作过程中，态度亲切，关爱患儿		5		
	操作规范，动作熟练且轻柔		5		
	和家长有效沟通，取得配合		5		
合计			100		

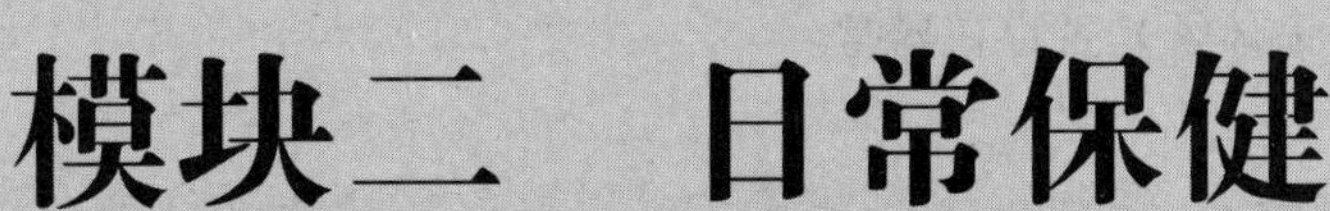

模块二　日常保健

项目一　生命体征的测量

情境导入

小花，女婴，8月龄，因发热、咳嗽伴呼吸急促、嘴唇发绀、哭闹不止，到医院就诊，在进入诊室之前，护士小王首先为小花测量生命体征。

【工作任务】

1.正确为小花测量体温、脉搏、呼吸和血压。

2.判断小花生命体征是否存在异常。

学习目标

素质目标　1.具备敏锐发现婴幼儿异常生命体征的能力，关爱婴幼儿。

2.培养科学、严谨的职业素养。

3.增强为增进婴幼儿健康而努力学习的意识。

知识目标　1.概括生命体征的测量方法。

2.列出婴幼儿体温、脉搏、呼吸和血压的正常值。

3.界定发热的分度。

4.说出测量生命体征的注意事项。

能力目标　1.能正确测量婴幼儿的体温、脉搏、呼吸和血压。

2.能判断婴幼儿的生命体征是否异常。

【知识储备】

生命体征是可以用来判断患儿病情轻重和危急程度的指标，主要包括体温、脉搏、呼吸和血压，作为照护人员，应定时监测患儿的生命体征，及时发现异常体征并进行相应的处理。

1.体温　指人体的温度，根据生理功能划分的体温分布区域，体温可分为体表温度和体核温度。一般日常我们测量的体温为体表温度，可通过腋下、口腔、肛门等部位进行测量。其中，腋温正常范围为36.0~37.0℃，口温正常范围为36.3~37.2℃，肛温正常范围为36.5~37.7℃。体温升高超出正常范围称为发热，根据程度不同可分为低热、中等热、高热和超高热，发热的分度（以口腔温度为标准）见表2-1-1。

表2-1-1　发热分度（以口腔温度为标准）

低热	中等热	高热	超高热
37.3~38.0℃	38.1~39.0℃	39.1~41.0℃	41℃以上

2.脉搏　是动脉脉搏的简称，指在每个心动周期中，因心脏收缩和舒张，动脉内的压力和容积也发生周期性变化，导致动脉管壁产生有节律的搏动。小儿年龄越小，脉搏越快，同时，活动、哭闹、进食和发热可影响小儿脉搏，因此应在小儿安静或睡眠时测量。一般体温每升高1℃，脉搏增加10~15次/分。不同年龄小儿脉搏频率见表2-1-2。

表2-1-2　各年龄小儿脉搏频率比较

年龄	脉搏（次/分）
新生儿	120~140
1岁以下	110~130
2~3岁	100~120
4~7岁	80~100
8~14岁	70~90

3.呼吸　指机体在新陈代谢过程中，与环境之间所进行的气体交换过程。小儿年龄越小，呼吸频率越快，同时，激动、活动、哭闹、贫血、发热、呼吸系统和循环系统疾病等均可使呼吸增快，因此应在小儿安静或睡眠时测量。不同年龄小儿呼吸频率见表2-1-3。

表2-1-3　各年龄小儿呼吸频率比较

年龄	脉搏（次/分）
新生儿	40~50
1岁以下	30~40
2~3岁	25~30
4~7岁	20~25
8~14岁	18~20

4. 血压　指血管内流动着的血液对单位面积血管壁的压力。在心室收缩时，动脉血压上升达到的最高值称为收缩压。在心室舒张末期，动脉血压下降达到的最低值称为舒张压。小儿因心搏出量较少，血管口径相对较大，血管弹性好，故血压偏低，随年龄逐渐升高。新生儿平均收缩压为60~70mmHg，1岁时平均收缩压为70~80mmHg，2岁以后小儿收缩压可按以下公式计算。收缩压高于此标准20mmHg为高血压，低于此标准20mmHg为低血压。正常情况下，下肢的血压比上肢高20mmHg。

收缩压（mmHg）= 年龄 × 2+80mmHg

舒张压（mmHg）≈ 2/3 收缩压

【操作前准备】

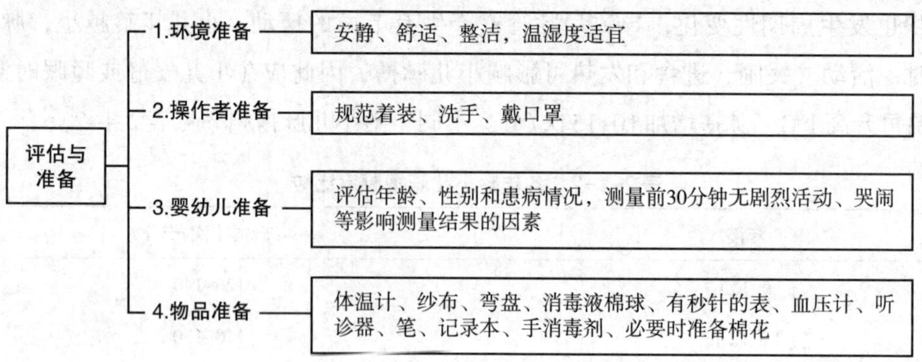

【操作方法】

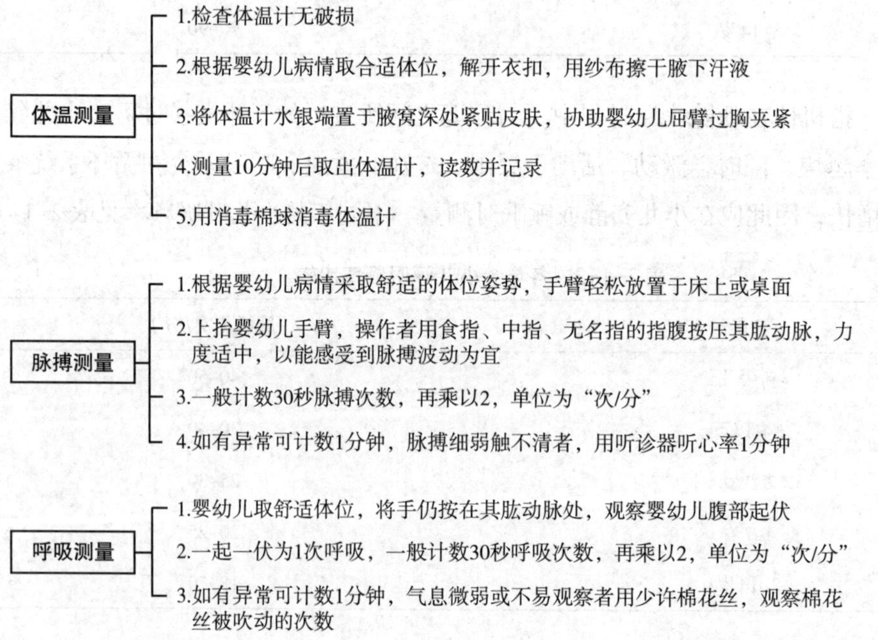

血压测量
- 1.检查仪器：检查血压计玻璃管无裂损，刻度清晰，加压气球和橡胶管无老化和漏气，袖带宽窄合适，水银充足、无断裂，检查听诊器橡胶管无老化，衔接紧密，传导正常
- 2.合适体位：儿童常取坐位，婴幼儿取仰卧位，露出整个上肢，手掌向上，伸直肘部。放平血压计，使水银柱的零刻度和肱动脉、心脏在同一水平面
- 3.捆绑袖带：根据被测儿童上臂大小选择合适的袖带，将袖带紧贴绑于肘窝上2～3cm处，松紧以能插入一指为宜，打开水银槽开关
- 4.放听诊器：将听诊器放于肱动脉搏动处，轻轻加压固定
- 5.充气放气：一手握住气球往袖带内充气，至肱动脉搏动音消失，再升高20～30mmHg，然后慢慢放气（以每秒4mmHg的速度）
- 6.正确读数：放气过程中听诊器听到第一声搏动音时的读数为收缩压，最后一声搏动音消失时的读数为舒张压，读数时目光应与水银柱平行
- 7.正确记录：血压记录为收缩压／舒张压mmHg
- 8.关血压计：解开袖带，排尽余气，血压计倾斜关闭水银槽开关

【操作后处理】

1.协助婴幼儿整理好衣物，安抚婴幼儿。

2.告知家长测量结果并合理解释，交代注意事项。

3.整理用物，洗手，记录测量结果或向上级报告异常情况。

【整体评价】

1.着装整齐规范，沉着冷静。

2.操作过程中，态度亲切，关心安抚婴幼儿。

3.操作规范，动作熟练且轻柔，数据测量真实有效。

4.和家长有效沟通，取得配合。

【注意事项】

1.测量体温注意事项

（1）婴幼儿、精神异常、昏迷、口腔疾患、口鼻手术者禁忌口温测量。腋下有创伤、手术、炎症，腋下出汗较多者，肩关节受伤、消瘦夹不紧体温计者禁忌腋温测量。直肠或肛门手术、腹泻者禁忌肛温测量。

（2）婴幼儿、危重患儿和躁动患儿等，测体温时应有专人守护，防止发生意外。

（3）发现体温与病情不符合时，要查找原因，予以复测。

（4）注意定期检查体温计的准确性。

2.测量脉搏注意事项

（1）不宜用拇指诊脉，因拇指的小动脉的搏动较强，易与婴幼儿的脉搏混淆。

（2）婴幼儿如有紧张、剧烈运动、哭闹等情况需等其稳定下来再测量。

3.测量呼吸注意事项

（1）呼吸受意识的影响，因此测量呼吸前不必告诉婴幼儿。

（2）婴幼儿如有紧张、剧烈运动、哭闹等情况需等其稳定下来再测量。

4.测量血压注意事项

（1）发现心搏听不清或血压异常时，应重新测量血压。重新测量血压时，待水银柱降至“0”点，稍等片刻后再测量，必要时，作对照复查。

（2）避免操作者、婴幼儿、测量环境、血压计或听诊器等因素影响引起血压测量的误差。

（3）读取数据时操作者目光应与水银柱平行。

（4）血压计袖带的宽度应为婴幼儿上臂长度的1/2~2/3，过宽测得血压偏低，过窄测得血压偏高。

【过关测验】

1.适宜采用口腔测量体温的是（　　）

A.昏迷者　　B.婴幼儿

C.口鼻手术者　　D.呼吸困难者

E.肛门手术者

2.异常呼吸应测量多长时间（　　）

A. 30秒　　B. 1分钟

C. 2分钟　　D. 3分钟

E. 15秒

3.测量血压时在充气与放气时，一手握住气球往袖带内充气，至肱动脉搏动音消失，再升高（　　）mmHg，然后开始慢慢放气。

A. 10~20　　B. 20~30

C. 10~30　　D. 30~40

E. 5~10

4.当危重患儿呼吸微弱，不易观察时，测量呼吸频率的方法是（　　）

A.仔细听呼吸音响并计数

B.手置患儿鼻孔前，感觉气流通过并计数

C.手按胸腹部，根据胸腹部起伏次数计算呼吸频率

D.测得的脉率乘以1/4，以推测呼吸次数

E.置少许棉花丝于患儿鼻孔前计数其被吹动的次数

5.测量血压时，将袖带紧贴缠于小儿肘窝上（　　）处，松紧以能插入（　　）为宜

A. 2~3cm，一指　　B. 2~3cm，二指

C. 1~2cm，一指　　D. 1~2cm，二指

E. 3~4cm，二指

6.小春，女，正常足月新生儿，41周出生，生后体检，其最可能的脉搏为（　　）

A. 100~120次/分　　B. 120~140次/分

C. 120~150次/分　　D. 140~150次/分

E. 140~160次/分

7.患儿，女，4个月，因肺炎入院，医嘱给予心电监护，安静状态下患儿生命体征为：脉搏129次/分，呼吸37次/分。对监测结果判断正确的是（　　）

A.脉搏呼吸均正常　　B.脉搏增快，呼吸增快

C.脉搏正常，呼吸增快　　D.脉搏减慢，呼吸正常

E.脉搏减慢，呼吸减慢

8.患儿，5个月，发热、咳嗽2天，体温39.5℃，脉搏150次/分，呼吸35次/分，该患儿首要的护理诊断（问题）是（　　）

A.营养缺乏　　B.体温过高

C.体液不足　　D.气体交换受损

E.清理呼吸道低效

9.以口腔体温为例，划分低热的范围是（　　）

A. 36.5℃以上　　B. 37.3~38℃

C. 36.5~38℃　　D. 37.8~39.0℃

E. 38~38.9℃

10.关于测量脉搏的注意事项，不正确的是（　　）

A.最好使用拇指诊脉

B.小儿如有紧张、剧烈运动、哭闹等情况需等小儿稳定下来再测量

C.脉搏异常者应测量1分钟

D.脉搏细弱触不清者，用听诊器听心率1分钟

E.测量前30分钟应无剧烈活动、哭闹等影响测量结果的因素

【想一想】

患儿，男，1岁，因“咳嗽、咳痰2天，气急伴发绀2小时”入院。查体：体温38.7℃，呼吸50次/分，脉搏160次/分，血压70/45mmHg。

1.请判断该患儿哪些生命体征有异常？

2.该患儿发热的分度是什么？

3.该患儿的体温、脉搏、呼吸和血压的正常范围分别是多少？

附：生命体征的测量考核标准与评价表

生命体征的测量考核标准与评价表

姓名：　　学号：　　班级：　　分数：

项目		考核评价要点	分值	扣分	得分
目的（4分）		正确测量并记录体温、脉搏、呼吸和血压	4		
操作前准备（16分）	环境	安静、舒适、整洁，温湿度适宜	4		
	操作者	规范着装、洗手、戴口罩	4		
	婴幼儿	评估年龄、性别和患病情况，测量前30分钟无剧烈活动、哭闹等影响测量结果因素	4		
	物品	准备齐全	4		
操作方法（60分）	体温测量（15分）	检查体温计无破损	2		
		根据婴幼儿病情取合适体位，解开衣扣，擦干腋下汗液	3		
		将体温计水银端置于腋窝深处紧贴皮肤，协助婴幼儿屈臂过胸夹紧	5		
		测量10分钟，正确读数并记录	3		
		消毒体温计	2		
	脉搏测量（15分）	根据婴幼儿病情采取舒适的体位姿势，手臂轻松放置于床上或桌面	3		
		将婴幼儿手臂上抬，操作者用示指、中指、无名指的指腹按压其肱动脉，力度适中，以能感受到脉搏波动为宜	5		
		计数30秒脉搏次数，乘以2并正确记录	4		
		如有异常可计数1分钟，脉搏细弱触不清者，用听诊器听心率1分钟	3		
	呼吸测量（10分）	婴幼儿取舒适体位，将手仍按在婴幼儿肱动脉处，观察其腹部起伏	3		
		计数30秒呼吸次数，乘以2并正确记录	4		
		如有异常可计数1分钟，气息微弱或不易观察者用少许棉花丝，观察棉花丝被吹动的次数	3		

续表

项目	考核评价要点		分值	扣分	得分
操作方法（60分）	血压测量（20分）	检测仪器：水银在0刻度，无水银外泄、无袖带漏气，可正常使用	2		
		合适体位：儿童常取坐位，婴幼儿取仰卧位，露出整个上肢，手掌向上，伸直肘部，血压计水银柱的零刻度和肱动脉、心脏在同一水平面	3		
		捆绑袖带：据被测儿童上臂大小选择合适的袖带，将袖带紧贴绑于肘窝上2~3cm处，松紧以能插入一指为宜，打开水银槽开关	3		
		放听诊器：将听诊器放于肱动脉搏动处，轻轻加压固定	2		
		充气与放气：一手握住气球往袖带内充气，至肱动脉搏动音消失，再升高20~30mmHg，然后慢慢放气（以每秒4mmHg的速度）	3		
		正确读数：放气过程中听诊器听到第一声搏动音时的读数为收缩压，最后一声搏动音消失时的读数为舒张压，读数时目光应与水银柱平行	3		
		正确记录：血压记录为收缩压/舒张压mmHg	2		
		关血压计：排尽袖带余气，倾斜血压计关闭水银槽开关	2		
操作后处理（10分）	协助婴幼儿整理好衣物，安抚婴幼儿		5		
	告知家长测量结果并合理解释，交代注意事项		3		
	整理用物，洗手，记录结果或向上级报告异常情况		2		
整体评价（10分）	着装整齐规范，沉着冷静		2		
	操作过程中，态度亲切，关心安抚婴幼儿		2		
	操作规范，动作熟练且轻柔，数据测量真实有效		3		
	和家长有效沟通，取得配合		3		
合计			100		

项目二　体格发育指标的测量

情境导入

小红，女，12月龄，近半个月反复腹泻、食欲欠佳，妈妈很担心小红发育不良，因此带小红来到医院儿童保健科，护士为小红进行体格测量。

【工作任务】

1. 正确测量小红的身长、体重、头围、胸围和前囟。
2. 评价小红的体格发育情况。

学习目标

素质目标　1. 增强责任心，在操作中关心爱护婴幼儿。

2. 具有发现问题、解决问题的能力，关注婴幼儿健康成长。

知识目标　1. 列出体格生长发育评价的常用指标。

2. 说出体格发育的评价方法。

3. 说出婴幼儿体格测量的注意事项。

能力目标　1. 能准确测量婴幼儿的身长、体重、头围、胸围和前囟。

2. 能正确评价婴幼儿的生长发育情况并与家长沟通。

3. 能正确绘制婴幼儿生长曲线图。

【知识储备】

1. 体格发育的常用指标

（1）身长（高）　3岁以下婴幼儿采用仰卧位测量从头顶到足底的全身长度，称为身长。3岁以上立位测量称为身高。身长（高）是反映骨骼发育的重要指标。小儿年龄越小，身长（高）增长越快。

1~6岁：身长（高）（cm）= 年龄（岁）× 7+75

身长（高）的增长受遗传、内分泌、营养、运动和疾病等因素的影响。短期的疾病与营养波动不会影响身长的增长。当身长低于均值30%以上时，属于身材异常，往往由甲状腺功能减低、生长激素缺乏、长期营养不良、严重佝偻病等引起。

（2）体重　是身体器官、系统体液的总重量，是评价营养状况的重要指标。小儿年龄越小，体重增长越快。

1~6岁：体重（kg）=年龄（岁）×2+8

出生时体重与宫内发育相关，出生后体重受喂养、营养、疾病等影响。体重通常以均值加减2个标准差的范围为正常范围。若体重超过均值加2个标准差或超过均值20%为肥胖，若低于均值减2个标准差或低于均值15%为营养不良。

（3）头围　是经眉弓上缘、枕后结节绕头一周的长度。头围的增长与脑和颅骨的发育有关。2岁后头围增长缓慢，故2岁内连续监测头围最有价值。

头围过小常提示脑发育不良，头围增长过快往往提示脑积水。2岁内婴幼儿身长、体重、头围发育数据见表2-2-1。

表2-2-1　2岁内婴幼儿身长、体重、头围发育数据

	出生	3个月	1岁	2岁
身长（cm）	50	62.5	75	87
体重（kg）	3	6	10	12
头围（cm）	34	40	46	48

注：出生第1年，前3个月的发育速度与后9个月相当。

（4）胸围　是乳头下缘水平绕胸一周的长度，反映胸廓、胸背肌肉、皮下脂肪及肺的发育程度。出生时平均为32cm，比头围小1~2cm，1岁时胸围与头围大致相等，1岁以后胸围超过头围，其差数（cm）约等于其岁数减1。

（5）前囟　为2块额骨与2块顶骨边缘形成的菱形间隙，出生时约1.5~2.0cm（对边中点连线的长度），随着脑的发育和颅骨生长而增大，6个月左右逐渐骨化而变小，约在1~1.5岁时闭合，最迟不超过2岁。

前囟饱满提示颅内压增高，前囟凹陷提示重度营养不良、脱水。前囟早闭常见于小头畸形，前囟迟闭或过大则提示甲状腺功能低下、脑积水、佝偻病等。

2.体格发育的评价方法

生长曲线图（图2-2-1、图2-2-2、图2-2-3、图2-2-4）是儿科使用最为广泛的体格生长评价工具。不仅可以评价生长水平，还可判断生长趋势，并能计算生长速度。

使用生长曲线图的关键：①生长监测，定期、连续测量比一次数据更重要，可以获得个体生长轨迹；②生长的个体差异性，体格生长受遗传及环境因素影响存在个体差异，多数小儿体重和身高（长）的测量值应稳定地沿着自己的“轨道”进行，只要生长趋势是平行于参考曲线的，那就是相对正常的；③生长波动与生长异常：如果儿童的生长趋势突然偏离其原来的生长曲线则需要警惕和进行分析，适当增加生长监测频率并查明原因，必要时给予营养喂养指导或转诊至相关专科进一步干预。

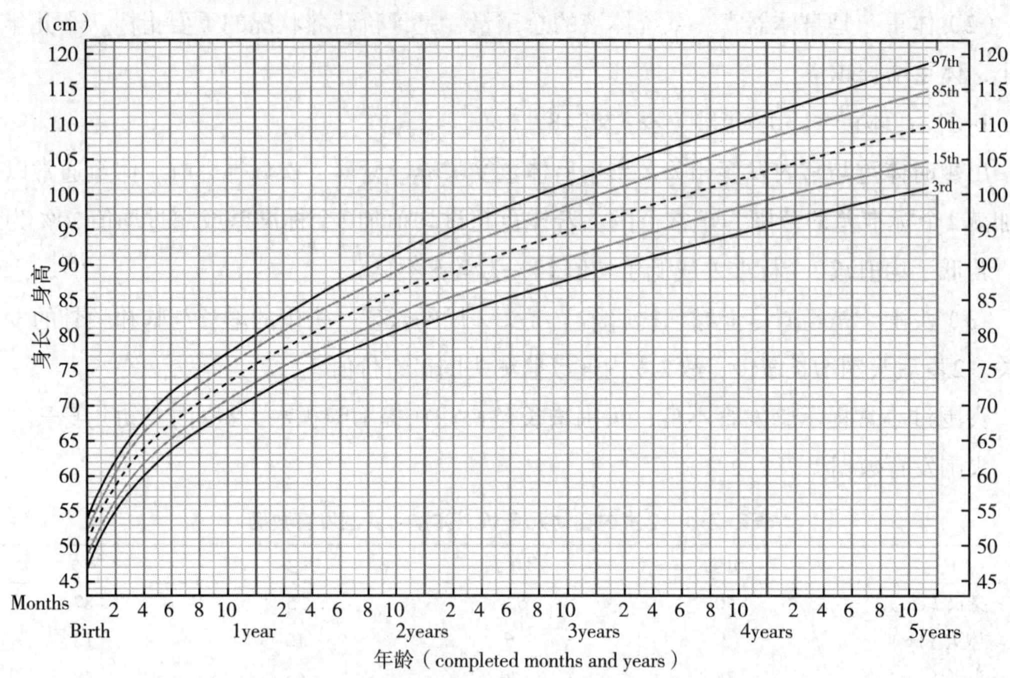

图2-2-1　男童（0~5岁）身高（长）曲线图

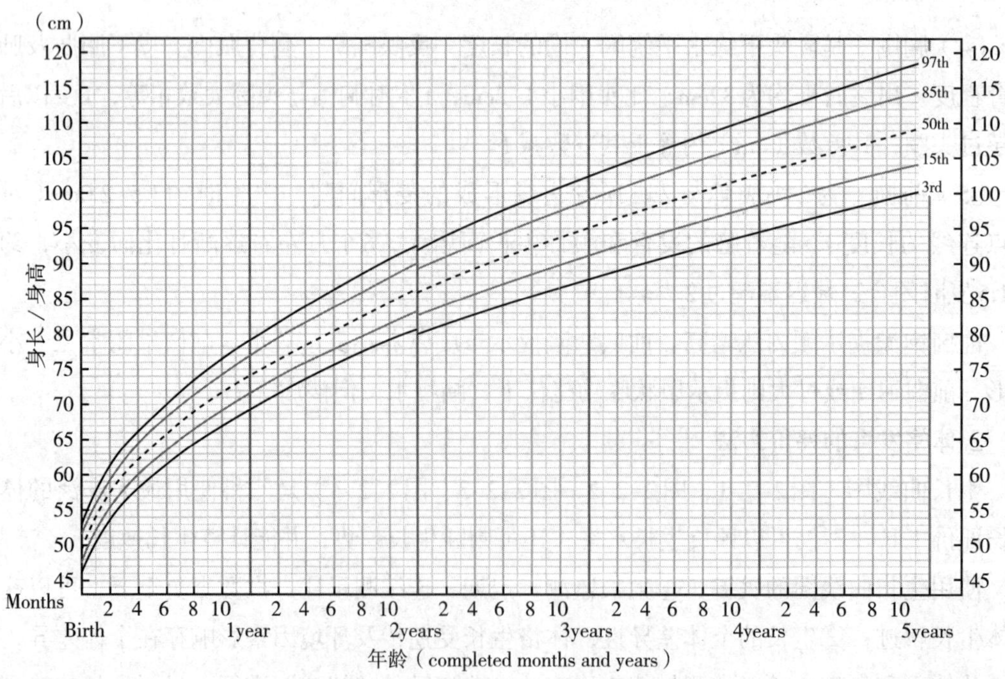

图2-2-2　女童（0~5岁）身高（长）曲线图

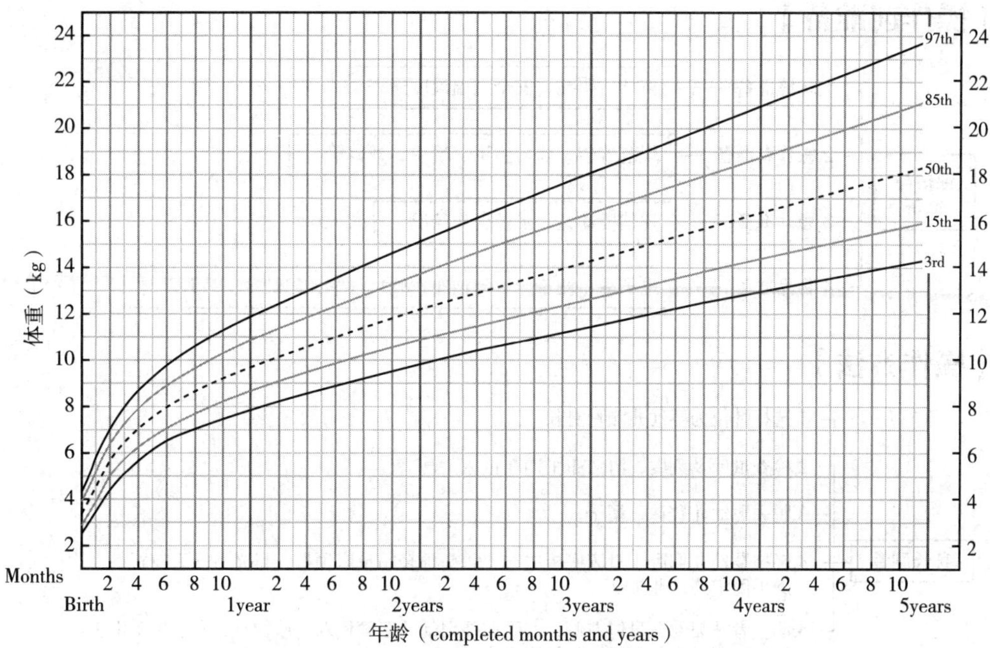

图2-2-3 男童（0~5岁）体重曲线图

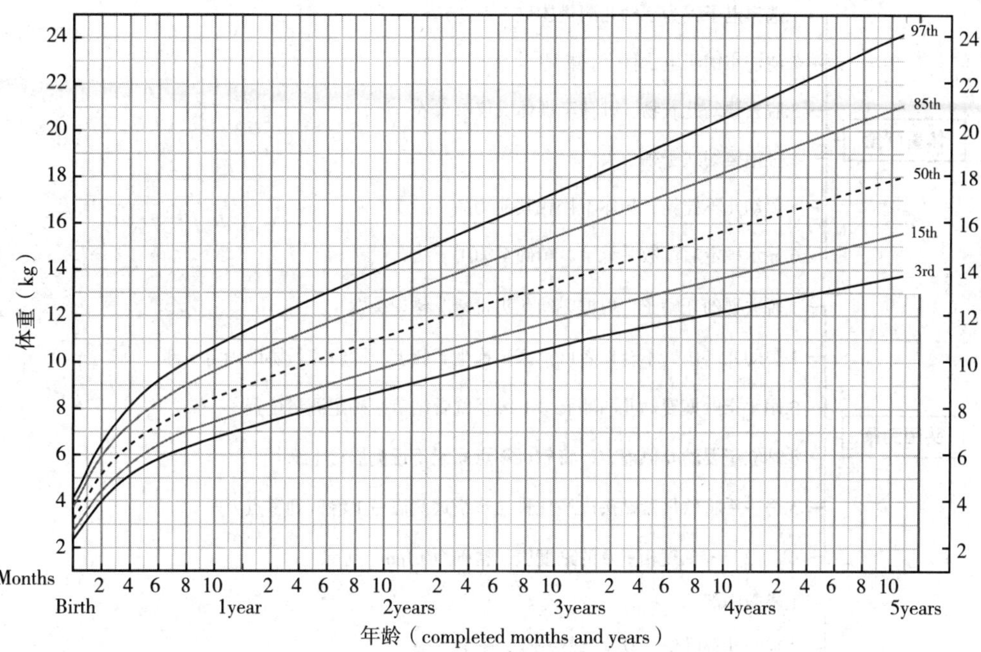

图2-2-4 女童（0~5岁）体重曲线图

【操作前准备】

- **评估与准备**
  - 1.环境准备 —— 整洁、明亮、安全、温湿度适宜
  - 2.操作者准备 —— 规范着装、修剪指甲、洗手、戴口罩
  - 3.患儿准备 —— 评估婴幼儿年龄及合作情况
  - 4.物品准备 —— 电子秤、测量床、清洁布、软尺、笔、记录本、手消毒剂

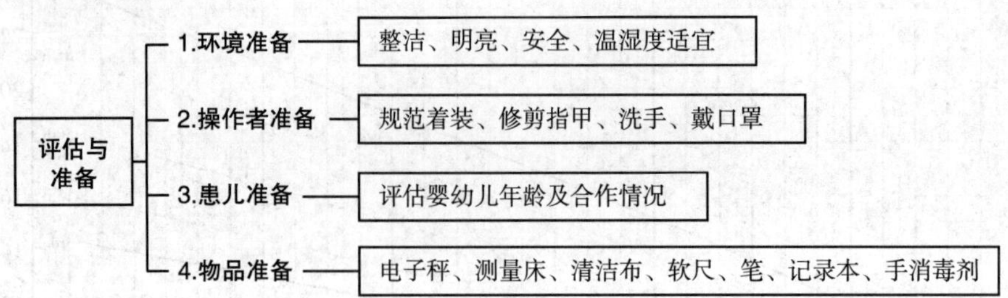

【操作方法】

- **身长测量**
  - 1.选择卧位为婴幼儿测量身长
  - 2.检查量床及刻度，清洁布平铺在量床上
  - 3.脱去婴幼儿鞋袜、帽子
  - 4.轻抱婴幼儿仰卧于量床底板中线上，头顶轻贴量床顶板，目光平视天花板，助手固定婴幼儿头部
  - 5.测量者站婴幼儿身体右侧，左手按住婴幼儿双膝使双下肢伸直，右手推动滑板接触双足底直至足底与量床垂直
  - 6.保持视线与量床刻度在一条直线上进行读数，精确至0.1cm，记录
- **体重测量**
  - 1.选择电子秤为婴幼儿测量体重
  - 2.清洁布铺于电子秤上，校零
  - 3.脱去婴幼儿衣物、鞋袜至裸体或仅着单衣
  - 4.轻抱婴幼儿于秤中央
  - 5.婴幼儿不摇晃，身体不接触其他物品
  - 6.显示稳定后读数并记录，精确至0.01kg
- **头围测量**
  - 1.脱去婴幼儿帽子，根据婴幼儿头发情况整理头发
  - 2.婴幼儿卧位，不合作者可由家长抱坐于腿上，同时家长协助固定头部
  - 3.用手指触摸婴幼儿两侧眉弓上缘及枕骨结节，确定测量位置
  - 4.站立于婴幼儿侧前方，将软尺零点固定于近侧眉弓上缘
  - 5.另一手将软尺紧贴头皮经枕骨结节绕远侧眉弓上缘回到零点
  - 6.读取与零刻度相重叠的刻度值，精确至0.1cm，记录
- **胸围测量**
  - 1.暴露胸部
  - 2.婴幼儿取卧位，双手自然平放，平静呼吸
  - 3.用手指触摸婴幼儿两肩胛骨下角下缘，确定测量位置
  - 4.站立于婴幼儿侧前方，将软尺零点固定于近侧乳头下缘
  - 5.另一手将软尺紧贴皮肤经肩胛骨下角下缘绕至对侧乳头下缘回到零点
  - 6.读取与零刻度相重叠的刻度值，呼气和吸气时各测一次，取平均值，精确至0.1cm，记录

前囟测量

- 1.脱去婴幼儿帽子，根据婴幼儿头发情况整理头发
- 2.婴幼儿卧位，不合作者可由家长抱坐于腿上，同时家长协助固定头部
- 3.操作者站立于婴幼儿右侧，用双手示指及中指轻摸婴幼儿前囟，检查前囟是否闭合或是否存在其他异常情况
- 4.若婴幼儿前囟未闭，则测量其大小，取菱形对边中点连线测量其长度，测量两次取平均值，精确至0.1cm，记录

【操作后处理】

1. 协助婴幼儿穿好衣物、整理头发，安排婴幼儿休息，观察反应。
2. 告知家长测量的结果，交代注意事项。
3. 整理用物，洗手，记录测量结果或向上级报告异常情况。

【整体评价】

1. 着装整齐规范，沉着冷静。
2. 态度柔和，有安全防范和保暖意识，与婴幼儿有交流。
3. 操作规范，动作熟练，测量数据真实有效。
4. 和家长有效沟通，取得配合。

【注意事项】

1. 测量身长（高）注意事项

（1）婴幼儿卧位测量身长时，由助手或家长协助固定头和上肢，操作动作宜轻快。

（2）推板应与测量杆呈90°。

（3）测量者眼睛要与量床刻度保持同一水平线。

2. 测量体重注意事项

（1）测量前须校正电子秤，测量时婴幼儿不可摇晃或接触其他物体。

（2）每次测量应固定设备、时间，以晨起空腹排尿后或进食后2小时为宜。

（3）若天气寒冷、低体温或病重患儿先称重衣服、尿布、毛毯，再穿上衣服、包好毛毯，称重后减去衣物重量，计算婴幼儿体重。

3. 测量头围注意事项

（1）测量前须检查皮尺零点及刻度是否完好、清晰，测量时拉紧皮尺贴于皮肤。

（2）测量时注意左右对称。

4. 测量胸围注意事项

（1）测量前须检查皮尺零点及刻度是否完好、清晰，测量时拉紧皮尺贴于皮肤。

（2）测量时注意左右对称。

（3）读数应该是呼气和吸气时的厘米数，然后取它们的平均数值。

5.测量前囟注意事项

（1）若婴幼儿不配合时，由助手或家长协助固定头，操作动作宜轻快。

（2）判断婴幼儿前囟闭合情况是否与其年龄相符，前囟是否平坦，若出现前囟隆起、凹陷或与正常不相符等情况应及时报告医生。

【过关测验】

1.衡量婴幼儿营养状况的体格发育指标是（　　）

A.胸围　　B.牙齿

C.身高　　D.体重

E.头围

2.小儿，男，10月龄，常规生长发育检测报告，前囟关闭时间大多数是在（　　）

A. 10~13个月　　B. 12~18个月

C. 20~22个月　　D. 22~24个月

E. 24~30个月

3.童童，18个月，食欲减退2个月余，母亲为其到儿保门诊就诊，护士应首先为幼儿检查的是（　　）

A.上臂围　　B.坐高

C.前囟　　D.体重

E.宫缩情况

4.最能反映婴幼儿骨骼发育的指标是（　　）

A.头围　　B.胸围

C.牙齿数　　D.体重

E.身长

5.根据体重计算公式，估计3岁小儿的体重为（　　）

A. 15kg　　B. 16kg

C. 14kg　　D. 23kg

E. 25kg

6.前囟早闭多见于下面哪种情况（　　）

A.脱水　　B.脑积水

C.维生素D缺乏　　D.小头畸形

E.脑膜炎

7.为幼儿园2岁幼儿体检时，所测得的平均身长应该是（　　）

A. 50cm　　B. 60cm

C. 75cm　　D. 90cm

E. 95cm

8. 为1岁小儿测量头围时，其正常值应约为（　　）

A. 34cm　　B. 44cm

C. 46cm　　D. 48cm

E. 50cm

9. 在儿童保健门诊为1岁婴儿体检，测得头围46cm，估计其胸围是（　　）

A. 34cm　　B. 40cm

C. 46cm　　D. 48cm

E. 50cm

10. 正常新生儿，头围一般是（　　）

A. 34cm　　B. 36cm

C. 42cm　　D. 44cm

E. 46cm

【想一想】

请根据表格（87~88页）给出的数据绘制生长发育图，并判断幼儿生长发育情况。

附：体格发育指标的测量操作考核标准与评价表

体格发育指标的测量考核标准与评价表

姓名：　　学号：　　班级：　　分数：

项目	考核评价要点		分值	扣分	得分
目的（2分）	正确测量并记录身长、体重、头围、胸围和前囟		2		
操作前准备（8分）	环境	整洁、明亮、安全、温湿度适宜	2		
	操作者	规范着装、修剪指甲、洗手、戴口罩	2		
	婴幼儿	评估婴幼儿年龄及合作情况	2		
	物品	准备齐全	2		
操作方法（70分）	身长测量（14分）	选择卧位为婴幼儿测量身长	2		
		检查量床及刻度，清洁布平铺在量床上	2		
		脱去婴幼儿鞋袜、帽子	2		
		轻抱婴幼儿仰卧于量床底板中线上，头顶轻贴量床顶板，目光平视天花板，助手固定婴幼儿头部	3		
		站位正确，左手按住婴幼儿双膝使双下肢伸直，右手推动滑板接触双足底直至足底与量床面垂直	3		
		正确读数并记录，精确至0.1cm	2		

续表

项目	考核评价要点		分值	扣分	得分
操作方法（70分）	体重测量（14分）	选择电子秤为婴幼儿测量体重	2		
		清洁布铺于电子秤上，校零	2		
		脱去婴幼儿衣物、鞋袜至裸体或仅着单衣	2		
		轻抱婴幼儿于秤中央	4		
		婴幼儿不摇晃，身体不接触其他物品	2		
		显示稳定后正确读数并记录，精确至0.01kg	2		
	头围测量（14分）	脱去婴幼儿帽子，整理头发	2		
		婴幼儿取卧位，不合作者可由家长抱坐于腿上，同时家长协助固定头部	2		
		用手指触摸婴幼儿两侧眉弓上缘及枕骨结节，取点正确	4		
		站位正确，将软尺零点固定于近侧眉弓上缘，另一手将软尺紧贴头皮经枕骨结节绕远侧眉弓上缘回到零点	4		
		正确读数并记录，精确至0.1cm	2		
	胸围测量（14分）	暴露胸部	2		
		婴幼儿取卧位，双手自然平放，平静呼吸	2		
		用手指触摸婴幼儿两肩胛骨下角下缘，取点正确	4		
		站位正确，将软尺零点固定于近侧乳头下缘，另一手将软尺紧贴皮肤经两肩胛骨下角下缘绕至对侧乳头下缘回到零点	4		
		呼气和吸气时各测一次，取平均值，正确读数并记录，精确至0.1cm	2		
	前囟测量（14分）	脱去婴幼儿帽子，整理头发	2		
		婴幼儿取卧位，不合作者可由家长抱坐于腿上，同时家长协助固定头部	2		
		站位正确，用双手食指及中指轻摸婴幼儿前囟，检查前囟是否闭合或是否存在其他异常情况	4		
		若婴幼儿前囟未闭，则测量其大小，取菱形对边中点连线测量其长度	4		
		测量两次取平均值，正确读数并记录，精确到0.1cm	2		
操作后处理（10分）	协助婴幼儿穿好衣物、整理头发，安排婴幼儿休息，观察反应		5		
	告知家长测量的结果，交代注意事项		3		
	整理用物，洗手，记录测量结果或向上级报告异常情况		2		
整体评价（10分）	态度柔和，有安全防范和保暖意识，与婴幼儿有交流		2		
	着装整齐规范，沉着冷静，操作规范，动作熟练		5		
	和家长有效沟通，取得配合		3		
合计			100		

题1

任务1：按下表数值在下图绘制0~15个月正常男婴年龄与标准身长的下限值和上限值（单位：cm）。

月龄	0	1	2	3	4	5	6	7	8	9	10	11	12	13	14	15
下限	46.4	51.0	54.7	57.6	60.0	62.0	63.6	65.1	66.5	67.8	69.0	70.1	71.2	72.3	73.4	74.5
上限	54.0	58.7	63.3	66.3	69.3	71.3	73.3	74.8	76.3	77.8	79.2	80.7	82.1	83.3	84.6	85.8

任务2：以下表格是某男婴0~15个月的年龄与身长实测值（单位：cm），请依据提供的身长数值在下图绘制。

月龄	0	1	2	3	4	5	6	7	8	9	10	11	12	13	14	15
身长	48.9	54.3	56.5	58.3	58.0	59.8	61.5	63.0	65.0	66.5	67.8	68.5	69.0	70.2	71.5	72.0

任务3：判断任务2男婴身长的增长是否正常并给出相应的建议。

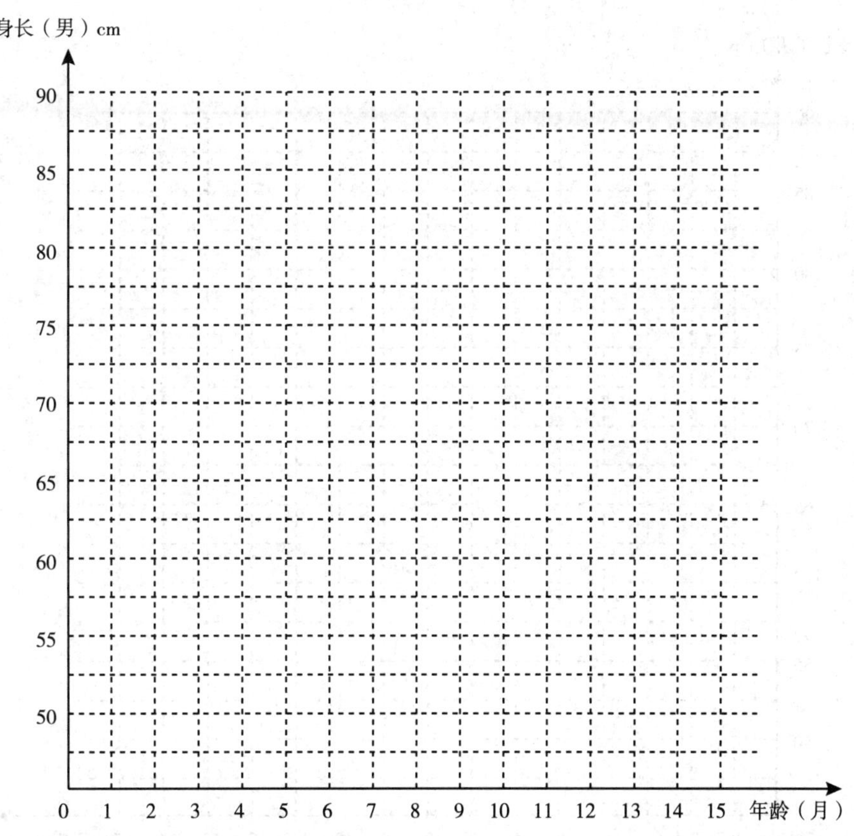

题2

任务1：按下表数值在下图绘制0~15个月正常男婴年龄与标准身长的下限值和上限值（单位：cm）。

月龄	0	1	2	3	4	5	6	7	8	9	10	11	12	13	14	15
下限	46.4	51.0	54.7	57.6	60.0	62.0	63.6	65.1	66.5	67.8	69.0	70.1	71.2	72.3	73.4	74.5
上限	54.0	58.7	63.3	66.3	69.3	71.3	73.3	74.8	76.3	77.8	79.2	80.7	82.1	83.3	84.6	85.8

任务2：以下表格是某男婴0~15个月的年龄与身长实测值（单位：cm），请依据提供的身长数值在下图绘制。

月龄	0	1	2	3	4	5	6	7	8	9	10	11	12	13	14	15
身长	50.5	54.6	58.1	62.1	64.7	66.9	68.8	70.5	72	73.3	74.6	75.9	77.1	78.2	79.3	80.4

任务3：判断任务2男婴身长的增长是否正常并给出相应的建议。

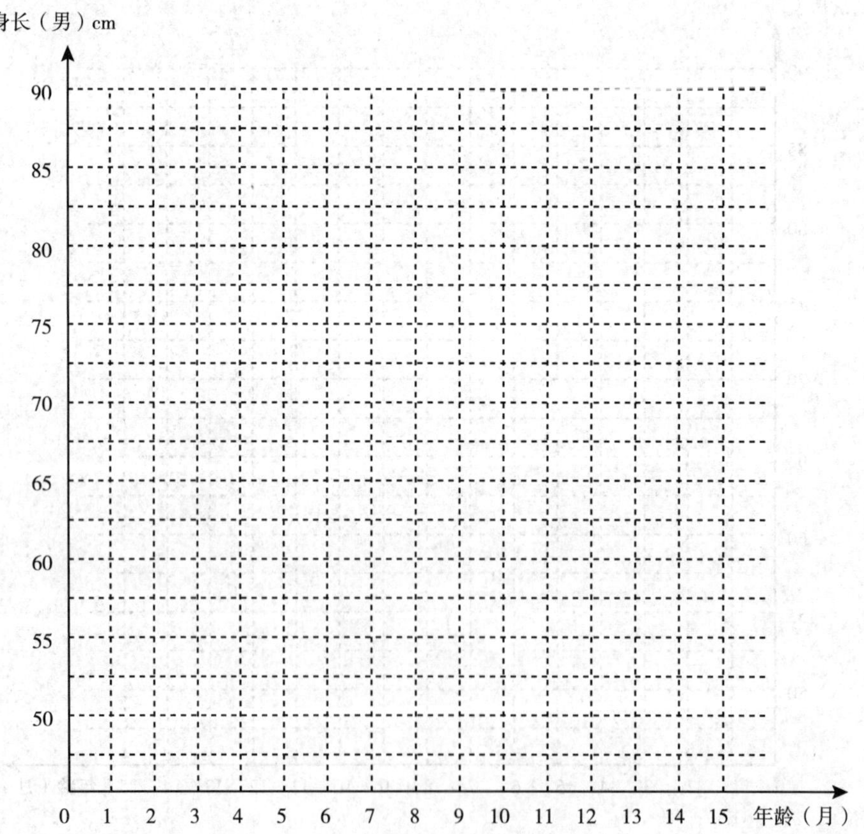

项目三　婴儿抚触

情境导入

明明，男婴，出生2月，家长带他到母婴护理中心学习婴儿抚触。

【工作任务】

1. 能够正确为婴儿实施抚触。
2. 教会家长婴儿抚触的方法。

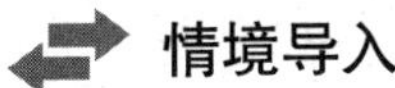

素质目标　1. 能在操作中关心爱护婴幼儿。
2. 具备精益求精的品质。

知识目标　1. 表述婴儿抚触的方法。
2. 说出婴儿抚触的注意事项。

能力目标　1. 能正确为婴儿实施抚触。
2. 能教会家长婴儿抚触的方法。

【知识储备】

1. 实施婴儿抚触的意义：促进亲子之间的情感交流；促进婴儿语言发育；帮助平复婴儿情绪，减少哭闹；增加婴儿睡眠，改善睡眠质量；促进婴儿消化吸收，增加体重，缓解胀气；刺激婴儿淋巴系统，增强抵抗力。

2. 婴儿抚触顺序：头面部—胸部—腹部—四肢—背部。

【操作前准备】

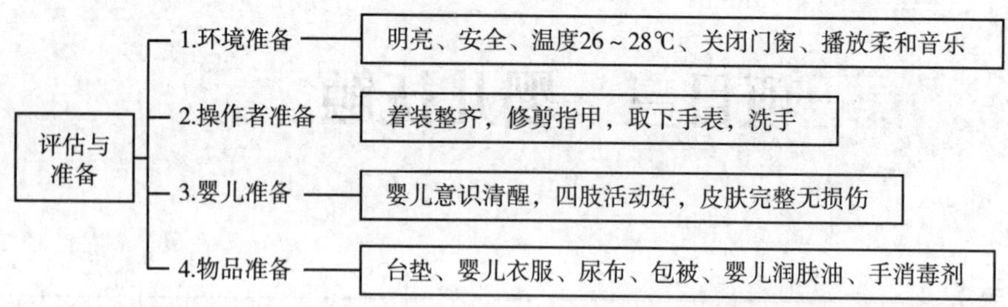

【操作方法】

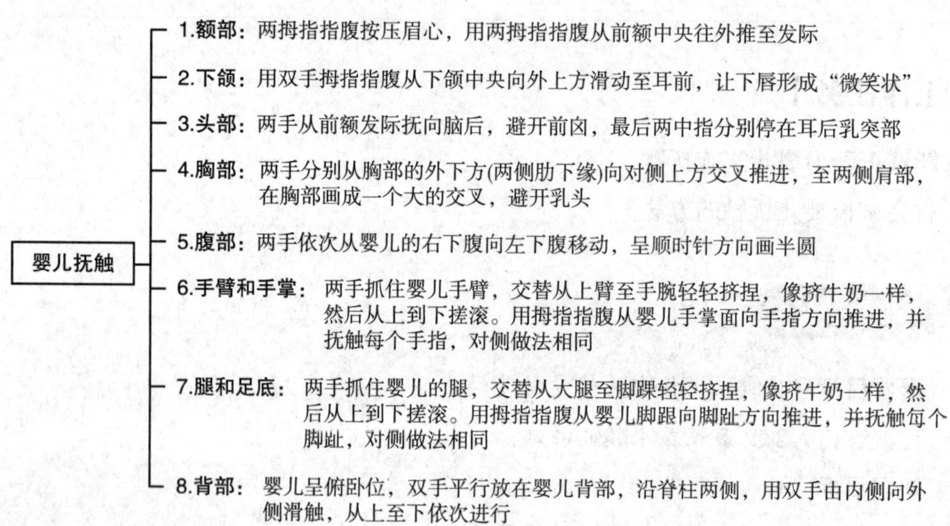

【操作后处理】

1. 给婴儿穿好衣服、尿布，裹好包被，安置婴儿。
2. 与家长沟通，交代注意事项。
3. 整理用物，洗手，记录婴儿抚触过程。

【整体评价】

1. 着装整齐规范，沉着冷静。
2. 操作规范，动作熟练，态度亲切，注重与婴儿的交流，耐心，语调柔和。
3. 有安全防范和保暖意识。
4. 和家长有效沟通，取得配合。

【注意事项】

1. 抚触一般在婴儿喂奶前或喂奶后1小时进行。

2. 抚触力度适中，注意姿势，防损伤或窒息。

3. 抚触头部时避开前囟，抚触胸部时避开乳头。

4. 若婴儿脐带未脱落不予抚触腹部。

5. 不得将婴儿单独留于操作台上，防坠落伤。

【过关测验】

1. 实施婴儿抚触时室内温度应为（　　）

A. 24~25℃　　B. 25~26℃

C. 26~28℃　　D. 27~30℃

E. 25~30℃

2. 下列有关婴儿抚触方法的叙述，错误的是（　　）

A. 操作者抚触前应洗手

B. 用润滑油倒在手上，揉搓双手温暖后再进行抚触

C. 抚触头部时应避开囟门

D. 抚触腹部应按摩整个腹部

E. 抚触四肢时应从近端向远端分段挤捏

3. 护士向家长解释抚触的目的，正确的是（　　）

A. 抚触可促进生殖系统发育　　B. 在婴儿哭闹时抚触，让其安静

C. 抚触时注意与婴儿情感交流　　D. 抚触时应耐心，力度应由重到轻

E. 每天抚触3次，每次20分钟

4. 实施抚触的最佳时间是（　　）

A. 喂奶前　　B. 喂奶后

C. 婴儿困倦时　　D. 婴儿睡觉时

E. 喂奶前或喂奶后1小时

5. 实施婴儿抚触的注意事项不正确的是（　　）

A. 注意保暖，力度合适，注意姿势，防损伤或窒息

B. 抚触前囟动作轻柔

C. 抚触胸部时避开乳头

D. 若婴儿脐带未脱落不予抚触腹部

E. 不得将婴儿单独留于操作台上，防坠落伤

【做一做】

课后为亲戚或者邻居家的婴儿进行抚触，并教会家长抚触方法。

附：婴儿抚触的考核标准与评价表

婴儿抚触的考核标准与评价表

姓名:　　　　　　学号:　　　　　　班级:　　　　　　分数:

项目		考核评价要点	分值	扣分	得分
目的（4分）		能正确为婴儿实施抚触	4		
操作前准备（16分）	环境	明亮、安全、温度26~28℃、关闭门窗、播放柔和音乐	4		
	操作者	着装整齐，修剪指甲，取下手表，洗手	4		
	婴儿	意识清醒，四肢活动好，皮肤完整无损伤，喂奶前或喂奶后1小时	4		
	物品	准备齐全	4		
操作方法（60分）		1.额部：两拇指指腹按压眉心，用两拇指指腹从前额中央往外推至发际	6		
		2.下颌：用双手拇指指腹从下颌中央向外上方滑动至耳前，让下唇形成“微笑状”	6		
		3.头部：两手从前额发际抚向脑后，避开囟门，最后两中指分别停在耳后乳突部	6		
		4.胸部：两手分别从胸部的外下方（两侧肋下缘）向对侧上方交叉推进，至两侧肩部，在胸部画成一个大的交叉	8		
		5.腹部：两手依次从婴儿的右下腹向左下腹移动，呈顺时针方向画半圆	8		
		6.上肢：两手抓住婴儿手臂，交替从上臂至手腕轻轻挤捏，像挤牛奶一样，然后从上到下搓滚。用拇指指腹从婴儿手掌面向手指方向推进，并抚触每个手指，对侧做法相同	9		
		7.下肢：两手抓住婴儿的腿，交替从大腿至脚踝轻轻挤捏，像挤牛奶一样，然后从上到下搓滚。用拇指指腹从婴儿脚跟向脚趾方向推进，并抚触每个脚趾，对侧做法相同	9		
		8.背部：婴儿呈俯卧位，双手平行放在婴儿背部，沿脊柱两侧，用双手由内侧向外侧滑触，从上至下依次进行	8		
操作后处理（10分）		给婴儿穿好衣服、尿布，裹好包被，安置婴儿	5		
		与家长沟通，交代注意事项	3		
		整理用物，洗手，记录	2		
整体评价（10分）		着装整齐规范，沉着冷静，有安全防范和保暖意识	3		
		操作规范，动作熟练，态度亲切，注重与婴儿交流	4		
		和家长有效沟通，取得配合	3		
合计			100		

项目四　幼儿冷水浴锻炼

情境导入

大宝，女，3岁，身体瘦弱、体质较差，平素易感冒，有“过敏性鼻炎”病史。为增强体质，医生建议可从夏季开始给大宝实施冷水浴锻炼。

【工作任务】

1. 请你说出冷水浴的作用与原理。
2. 如何为幼儿实施冷水浴锻炼？
3. 请指导家长进行冷水浴锻炼。

学习目标

素质目标　1. 增强与家长进行良好沟通的能力。
2. 具有对儿童的人文关怀意识。
3. 树立安全意识。

知识目标　1. 阐述冷水浴的作用与原理。
2. 说出冷水浴的种类。

能力目标　1. 能熟练为幼儿实施冷水浴锻炼。
2. 能指导家长正确进行冷水浴锻炼。

【知识储备】

1. 三浴锻炼　包括空气浴、日光浴和水浴。其中水浴的形式有多种，如温水浴、擦浴、冷水浴、游泳等。

2. 冷水浴的作用和原理　适用于2~3岁以上的儿童，它是利用水的温差和水的冲、淋等机械作用刺激机体，提升机体对环境温度变化的适应能力，达到增强体质的目的。一般从夏季开始锻炼。

3.冷水浴的种类 有冲浴和淋浴两种。冲浴是用喷水壶灌水进行冲淋；而淋浴是用淋浴设备进行冲淋。淋浴水流的机械作用比冲浴稍强。

4.冷水浴的水温调节 幼儿开始实施冷水浴时水温为35℃，根据幼儿的年龄及身体特点循序渐进调节水温，一般每3天下降1℃，直至26~28℃。

【操作前准备】

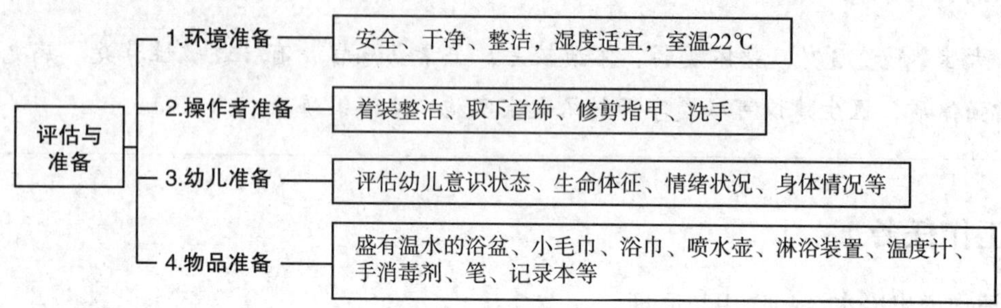

【操作方法】

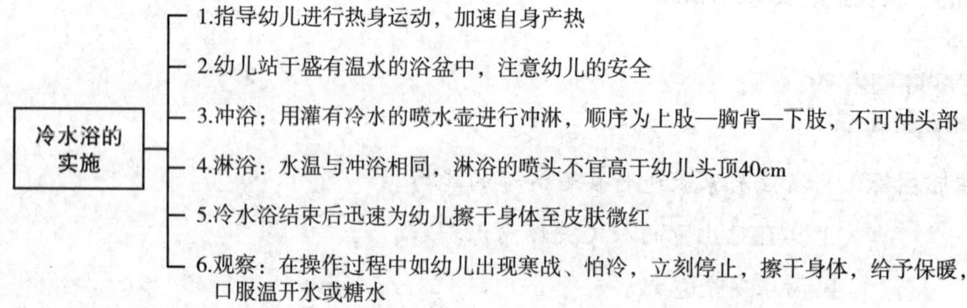

【操作后处理】

1.安排幼儿休息。

2.和家长沟通，告知家长冷水浴的注意事项。

3.整理用物，洗手，记录幼儿冷水浴的表现及过程。

【整体评价】

1.着装整齐规范，态度友善。

2.操作规范，动作熟练且轻柔，幼儿冷水浴实施正确。

3.操作过程中，注意保护幼儿的安全。

4.和家长有效沟通，取得配合。

【注意事项】

1.注意调节水温的变化，循序渐进。

2.冷水浴动作迅速，注意为幼儿保暖。

3.实施过程中注意保护患儿的安全，预防溺水、外伤等。

4.冷水浴实施中随时观察幼儿的情况，若幼儿感觉寒冷或不适及时停止，并给予保暖及休息。

【过关测验】

1.芳芳，2岁半，进行冷水浴锻炼时，刚开始适宜的水温为（　　）

A. 22℃　　B. 28℃

C. 32℃　　D. 35℃

E. 37℃

2.为幼儿进行冷水冲淋的顺序为（　　）

A.头部—上肢—胸背—下肢　　B.头部—下肢—上肢—胸背

C.上肢—下肢　　D.上肢—胸背—下肢

E.上肢—下肢—胸背

3.水浴可分为（　　）

A.冲浴和淋浴　　B.冷水浴和淋浴

C.温水浴和冷水浴　　D.冷水浴和游泳

E.温水浴、冷水浴、擦浴和游泳

4.护士在指导幼儿家长进行冷水浴锻炼时，应告知家长注意以下哪些情况（　　）

A.为保证安全不宜站在盛有水的浴盆中

B.动作迅速

C.注意调节水温的变化

D.注意保暖

E.为达到锻炼目的，尽管幼儿感觉寒冷不适也要坚持完成冷水浴

5.关于冷水浴的说法，正确的是（　　）

A.幼儿开始冷水浴的年龄越早越好

B.冷水浴锻炼有利于增强幼儿的体质

C.淋浴比冲浴的刺激作用稍强

D.淋浴的喷头高度不宜超过头部

E.冷水浴结束后迅速为幼儿擦干身体至皮肤微红

【想一想】

青青，3岁半，妈妈为增强其体质，为青青进行冷水浴锻炼。在冷水浴过程中，妈妈像洗澡一样，为青青冲洗头部、上肢、身体、下肢。

1. 请你想一想妈妈的做法对吗？

2. 在为幼儿进行冷水浴过程中应注意哪些问题？

附：幼儿冷水浴锻炼考核标准与评价表

幼儿冷水浴锻炼考核标准与评价表

姓名：　　　　学号：　　　　班级：　　　　分数：

项目	考核评价要点		分值	扣分	得分
目的（4分）	顺利为幼儿实施冷水浴		4		
操作前准备（16分）	环境	安全、干净、整洁、温湿度适宜	4		
	操作者	着装整洁、取下首饰、修剪指甲、洗手	4		
	幼儿	评估幼儿的意识状态、生命体征、情绪状况、身体情况等	4		
	物品	准备齐全	4		
操作方法（45分）	1. 指导幼儿进行热身运动		5		
	2. 幼儿站于盛有温水的浴盆中		5		
	3. 冲浴：用灌有冷水的喷水壶进行冲淋，动作迅速，顺序为上肢—胸背—下肢，不可冲头部		15		
	4. 淋浴：水温及方法与冲浴相同，淋浴的喷头不宜高于幼儿头顶40cm		10		
	5. 冷水浴结束后迅速为幼儿擦干身体直至皮肤微红		5		
	6. 观察：操作中如幼儿出现寒战、怕冷，立刻停止，擦干身体，给予保暖，口服温开水或糖水。		5		
操作后处理（15分）	安排幼儿休息		5		
	和家长沟通，告知家长冷水浴的注意事项		5		
	整理用物，洗手，记录幼儿冷水浴的表现及过程		5		
整体评价（20分）	着装整齐规范，态度友善		5		
	操作规范，动作熟练且轻柔，幼儿冷水浴实施正确		5		
	操作过程中，注意保护幼儿的安全		5		
	和家长有效沟通，取得配合		5		
合计			100		

项目五　儿童遗尿的干预

情境导入

悦悦，女，5岁，平时生活习惯良好，无尿床现象。但是1个月前因离开父母与爷爷、奶奶到老家生活，几乎每日早上都发现其床单被尿湿。

【工作任务】

1.请你判断悦悦发生了什么情况。

2.接下来该如何纠正悦悦的遗尿现象？

3.请对家长进行遗尿干预的健康教育。

学习目标

素质目标　1.具备与家长进行良好沟通的能力。

2.提升对儿童的人文关怀能力。

3.具备分析问题、解决问题的能力。

知识目标　1.分析遗尿常见的原因。

2.总结遗尿的干预方法。

能力目标　1.能熟练进行遗尿的干预。

2.能指导家长分析遗尿的原因并进行遗尿干预的健康教育。

【知识储备】

1.遗尿　俗称尿床，指5岁以上儿童仍不能自主控制排尿，多在夜间睡眠时反复出现不自主的排尿现象。国际疾病分类把遗尿症定义为5岁以上儿童每月至少发生2次夜间睡眠中不自主漏尿，7岁以上儿童每月至少1次尿床，且连续3个月以上，并排除精神和神经异常。

2.遗尿对儿童的危害　儿童营养差、发育差、易生病、伤自尊等。

3.遗尿症行为治疗的方法　有觉醒训练、遗尿报警器、膀胱憋尿训练等。

4. 遗尿常见病因及相应的干预措施　见图2-5-1。

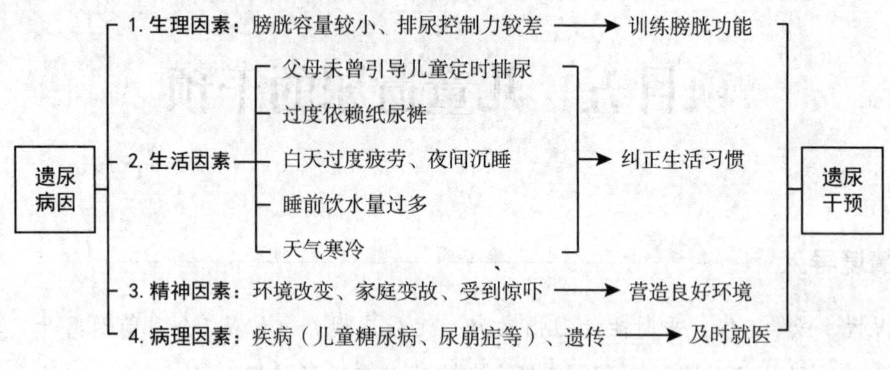

图2-5-1　遗尿常见病因及相应的干预措施

【操作前准备】

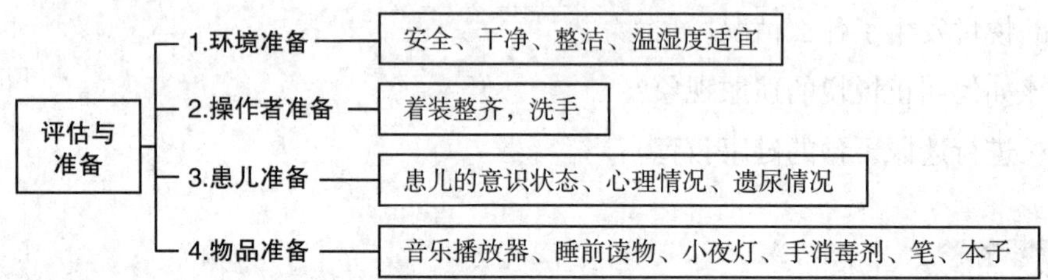

【操作方法】

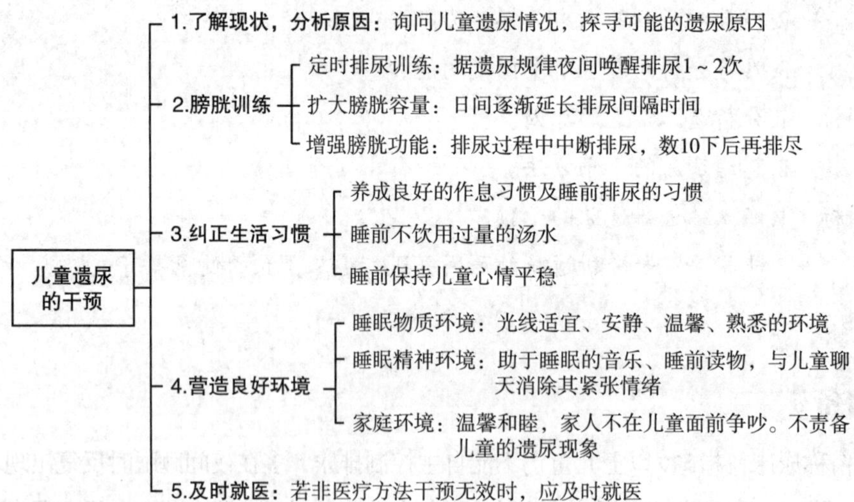

【操作后处理】

1. 安排儿童休息。

2. 和家长沟通，分析儿童遗尿的病因，若为疾病因素，及时就医。

3.整理用物，洗手，记录遗尿的情况及处置过程。

【整体评价】

1.着装整齐规范，态度和蔼。

2.操作规范，动作、语言轻柔，儿童遗尿得到正确的初步处理。

3.操作过程中，关爱儿童、注重人文关怀。

4.和家长有效沟通，取得配合。

【注意事项】

1.夜间不要随意唤醒儿童排尿，应当摸索夜间排尿规律，在膀胱充盈时唤醒儿童排尿。训练夜间排尿时一定要唤醒儿童。

2.面对儿童遗尿，态度要和蔼，不责备、不打骂，以免加重遗尿现象。

3.睡前避免不良影响因素，不讲恐怖、刺激、有悬念的故事。

4.避免长期依赖纸尿裤。

【过关测验】

1.训练儿童定时排尿的最佳时间是（　　）

A.1个月左右　　B.6个月左右

C.12个月左右　　D.18个月左右

E.24个月左右

2.以下有助于儿童遗尿现象好转的精神因素是（　　）

A.紧张　　B.焦虑

C.家长责备　　D.心情平稳

E.同伴取笑

3.木木，5岁，近3个月来出现夜间遗尿现象，家长的做法正确的是（　　）

A.家长夜间给儿童把尿　　B.睡前与儿童玩乐

C.睡前讲恐怖故事　　D.态度和蔼，不责备儿童

E.频繁督促儿童排尿

4.为遗尿儿童营造良好的物质环境包括（　　）

A.拉上窗帘　　B.调节适宜的温湿度

C.床单整洁　　D.环境安静

E.播放柔美助于睡眠的音乐

5.儿童遗尿的原因有以下哪些（　　）

A.儿童的生理特点　　B.按时入睡

C.精神因素　　D.疾病因素

E.遗传因素

【想一想】

舟舟，5岁半，近半月来在夜间睡眠时出现遗尿现象。家长为了纠正其遗尿现象，每日夜间定时起床给舟舟把尿，把尿时舟舟仍在睡梦中。

1.请你想一想家长的做法对吗？

2.应该如何纠正舟舟的遗尿现象？

附：儿童遗尿的干预考核标准与评价表

儿童遗尿的干预考核标准与评价表

姓名：　　学号：　　班级：　　分数：

项目	考核评价要点		分值	扣分	得分
目的（4分）	儿童遗尿得到正确的干预，具有效果		4		
操作前准备（16分）	环境	安全、干净、整洁、温湿度适宜	4		
	操作者	着装整齐，洗手	4		
	患儿	患儿的意识状态、心理状况、遗尿情况	4		
	物品	准备齐全	4		
操作方法（口述）（45分）	1.了解遗尿的时间、次数和量，探寻可能的原因		10		
	2.膀胱训练	18个月开始定时排尿训练，据遗尿规律夜间唤醒排尿1~2次	4		
		扩大膀胱容量：日间逐渐延长排尿间隔时间	3		
		增强膀胱功能：排尿过程中中断排尿，数10下后再排尽	3		
	3.纠正生活习惯	养成良好的作息习惯及睡前排尿的习惯	4		
		睡前不饮用过量的汤水	3		
		睡前保持儿童心情平稳	3		
操作方法（口述）（45分）	4.营造良好环境	睡眠物质环境：光线适宜、安静、温馨、熟悉的环境	3		
		睡眠精神环境：助于睡眠的音乐、睡前读物，与儿童聊天消除其紧张情绪	3		
		家庭环境：温馨和睦，家人不在儿童面前争吵。不责备儿童的遗尿现象	4		
	5.及时就医：若非医疗方法干预无效时，及时就医		5		
操作后处理（15分）	安排小儿休息		5		
	和家长沟通，分析儿童遗尿的病因，若为疾病因素，及时就医		5		
	整理用物，洗手，记录儿童遗尿的情况及处置过程		5		
整体评价（20分）	着装整齐规范，态度和蔼，动作、语言轻柔		5		
	操作规范，儿童遗尿得到正确的初步处理		5		
	操作过程中，关爱儿童、注重人文关怀		5		
	和家长有效沟通，取得配合		5		
合计			100		

项目六　小儿喂药的指导

情境导入

小宝6个月，因为鼻塞、流涕到医院就诊，考虑为“急性上呼吸道感染”，医生开了小儿感冒颗粒，每次1/2袋，口服，一日2次。妈妈不知如何把药喂进去。

【工作任务】

请指导妈妈给小宝喂药。

学习目标

素质目标　1.提升与家长能进行良好沟通的能力。

2.培养对儿童的关心、爱心、细心、耐心。

知识目标　1.说出特殊药物的服用方法。

2.解释给药时间与饮食的关系。

3.举例小儿常用的喂药容器。

能力目标　1.能依据药品说明书计算孩子的用药剂量。

2.能依据小儿的年龄、药量等情况选择合适的喂药容器。

3.能指导家长顺利给小儿喂药。

【知识储备】

1.小儿用药剂量可以按照实际的体重或者体表面积进行计算，临床上前者更常用。最大剂量不得超过成人用量。

2.大多数抗生素、蒙脱石散空腹服用，空腹指餐前1小时或者餐后2小时。胃动力药在餐前服用。对胃黏膜有刺激的药物餐后服用。驱虫药在晨起空腹或者睡前服用。铁剂、钙片不建议和牛奶一起服用。铁剂与维生素C同服利于吸收。铁剂会染黑牙齿，建议吸管服用。服用止咳糖浆不宜立即饮水。冲调益生菌水温不能太高。

3.液体药物用量杯量取，药片碾碎用水冲调，颗粒用水冲调，再用吸管或者婴儿喂药器或者小勺喂药。

【操作前准备】

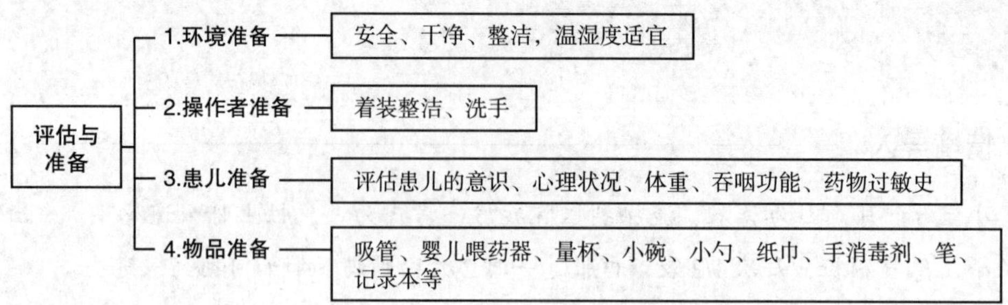

【操作方法】

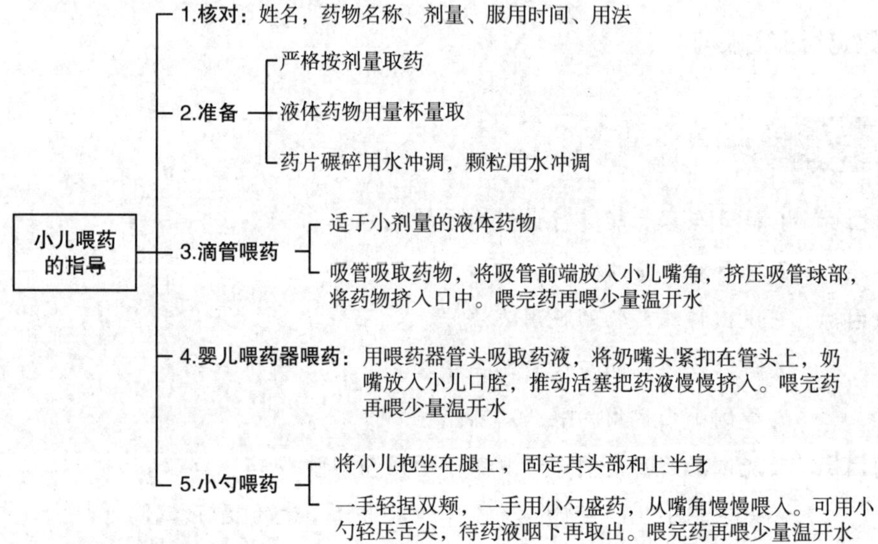

【操作后处理】

1.安排小儿休息。

2.和家长沟通，指导喂药容器的选择及正确的喂药方法。

3.整理用物，洗手，记录小儿用药情况。

【整体评价】

1.着装整齐规范，沉着冷静。

2.操作过程中，态度亲切，关心安抚小儿。

3.操作规范，动作熟练且轻柔，顺利给小儿喂药。

4. 和家长有效沟通，取得配合治疗。

【注意事项】

1. 小儿若不配合用药，不可捏鼻子强灌药物。
2. 调和药物的水温不宜太高，尤其是益生菌类药品。
3. 药片要碾碎再用水调配，水量不宜太多。但是缓释片不可研碎。
4. 用量杯或者滴管量取液体状药物时，视线应该与液面最凹处持平。
5. 严格掌握药物剂量。
6. 在喂药后1小时内大量呕吐，需要补喂1次药物。

【过关测验】

1. 关于小儿喂药指导，以下说法错误的是（　　）

A. 严格掌握药物剂量

B. 小儿不肯喝药时，不可以捏着鼻子硬灌

C. 喝了止咳糖浆后，为了避免呕吐，可以立即饮用温水

D. 药片可以碾碎，再用温水融化

E. 不可以将药液直接倒入咽部，以免呛咳

2. 关于小儿喂药方法，以下哪项错误（　　）

A. 可以用小儿喂药器给小儿喂药

B. 3岁以上的孩子，应鼓励自己吃药

C. 可以用吸管给小儿喂药

D. 可以用小勺给小儿喂药

E. 喂药时，固定头部，捏住鼻子，将吸管伸入嘴角，慢慢挤入药液

3. 以下说法错误的是（　　）

A. 缓释片可以碾碎，溶于温水，喂服

B. 小儿应当慎用氨基糖苷类的抗生素

C. 未满18岁，慎用喹诺酮类抗生素

D. 益生菌冲调温度不宜过高

E. 驱虫药宜晨起空腹或者睡前服用

4. 关于特殊药物服用，以下说法错误的是（　　）

A. 可以将钙片放入牛奶中同时服用　　B. 铁剂不可以与牛奶同用

C. 果汁可以促进铁剂吸收　　D. 铁剂可以不用吸管，直接口服

E. 蒙脱石散需要空腹服用

【想一想】

小宝这两天腹部不适，食欲欠佳，大便偏稀色黄，一天5~6次。就诊回来后，妈妈准备给他喂药。先用60℃的水将思连康片（益生菌）溶解，接着把蒙脱石散也用水冲调好。喂小宝吃了思连康后，马上接着把蒙脱石散也喂了。

1. 请你想一想妈妈的做法对吗？

2. 如果是你，应该如何喂药？

附：小儿喂药的指导考核标准与评价表

小儿喂药的指导考核标准与评价表

姓名：　　　　学号：　　　　班级：　　　　分数：

<table>
<tr><th>项目</th><th colspan="3">考核评价要点</th><th>分值</th><th>扣分</th><th>得分</th></tr>
<tr><td>目的（4分）</td><td colspan="3">能正确并顺利给小儿喂药</td><td>4</td><td></td><td></td></tr>
<tr><td rowspan="4">操作前准备（16分）</td><td>环境</td><td colspan="2">安全、干净、整洁、温湿度适宜</td><td>4</td><td></td><td></td></tr>
<tr><td>操作者</td><td colspan="2">着装整齐，洗手</td><td>4</td><td></td><td></td></tr>
<tr><td>小儿</td><td colspan="2">评估意识、心理状况、体重、吞咽功能、药物过敏史</td><td>4</td><td></td><td></td></tr>
<tr><td>物品</td><td colspan="2">准备齐全</td><td>4</td><td></td><td></td></tr>
<tr><td rowspan="8">操作方法（45分）</td><td>1. 核对</td><td colspan="2">姓名，药物名称、剂量、服用时间、用法</td><td>5</td><td></td><td></td></tr>
<tr><td rowspan="2">2. 准备</td><td colspan="2">严格按剂量取药</td><td>5</td><td></td><td></td></tr>
<tr><td colspan="2">液体药物用量杯量取，药片碾碎用水冲调，颗粒用水冲调</td><td>5</td><td></td><td></td></tr>
<tr><td rowspan="4">3. 喂药方式（25分）（三者选一项进行评分）</td><td rowspan="2">吸管</td><td>适于小剂量的液体药物</td><td>5</td><td></td><td></td></tr>
<tr><td>吸管吸取药物，将吸管前端伸入小儿嘴角，挤压吸管球部，将药物挤入口中</td><td>20</td><td></td><td></td></tr>
<tr><td>喂药器</td><td>用喂药器管头吸取药液，将奶嘴头紧扣在管头上，奶嘴伸入小儿口腔，推动活塞把药液慢慢挤入</td><td>25</td><td></td><td></td></tr>
<tr><td>小勺</td><td>将小儿抱坐在腿上，固定头部和上半身。一手轻捏双颊，一手用小勺盛药，从嘴角慢慢喂入。可用小勺轻压舌尖，待药液咽下再取出</td><td>25</td><td></td><td></td></tr>
<tr><td colspan="3">4. 喂完药再喂少量温开水</td><td>5</td><td></td><td></td></tr>
<tr><td rowspan="3">操作后处理（15分）</td><td colspan="3">安排小儿休息</td><td>5</td><td></td><td></td></tr>
<tr><td colspan="3">和家长沟通，指导喂药容器的选择及正确的喂药方法</td><td>5</td><td></td><td></td></tr>
<tr><td colspan="3">整理用物，洗手，记录小儿用药情况</td><td>5</td><td></td><td></td></tr>
<tr><td rowspan="4">整体评价（20分）</td><td colspan="3">着装整齐规范，沉着冷静</td><td>5</td><td></td><td></td></tr>
<tr><td colspan="3">操作过程中，态度亲切，关心安抚小儿</td><td>5</td><td></td><td></td></tr>
<tr><td colspan="3">操作规范，动作熟练且轻柔，顺利喂服药物</td><td>5</td><td></td><td></td></tr>
<tr><td colspan="3">和家长有效沟通，取得配合治疗</td><td>5</td><td></td><td></td></tr>
<tr><td>合计</td><td colspan="3"></td><td>100</td><td></td><td></td></tr>
</table>

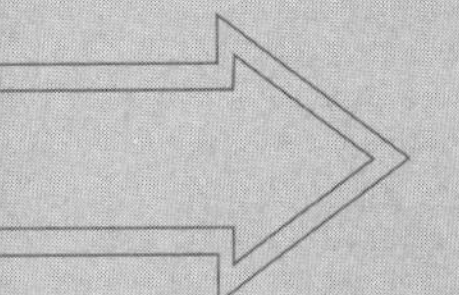

模块三　生活照料

项目一　母乳喂养的指导

情境导入

新手妈妈小丽顺产一位足月新生儿，小丽想给宝宝喂入院前准备好的奶粉，奶奶坚持说母乳更有营养。

【工作任务】

1. 解释母乳喂养的好处。
2. 指导正确的母乳喂养方法。

学习目标

素质目标　1. 具备与产妇进行良好沟通的能力。
2. 增强对母婴的爱心和耐心。

知识目标　1. 解释母乳喂养的优点。
2. 说明母乳喂养的方法。

能力目标　1. 能指导产妇正确开奶并进行母乳喂养。
2. 能为产妇提供个性化指导。

【知识储备】

1. 母乳喂养优点：满足婴儿营养需求、增强婴儿抗病能力、促进婴儿心理发育、母乳喂哺经济方便、有利于母亲健康。

2. 母乳喂养的时间与次数：产后尽早开始母乳喂养（<1小时）；2个月以内的婴儿按需哺乳。6个月以内的婴儿纯母乳喂养，从6个月开始添加辅食，逐渐减少哺乳次数。

3. 当母婴分离或者新生儿没有足够的吸吮能力时，母亲需要把奶挤出哺喂新生儿。

4. 母乳喂养的禁忌：母亲患有活动性传染病，如肝炎、结核病、艾滋病、梅毒螺旋体感染，或目前正在接受代谢药物治疗以及化疗者，禁止哺乳。

5.离乳是指从完全依赖乳类食物喂养逐步过渡到多元化食物的过程。我国建议10~12月龄离乳，最迟不超过18个月。WHO建议母乳喂养至2岁。

【操作前准备】

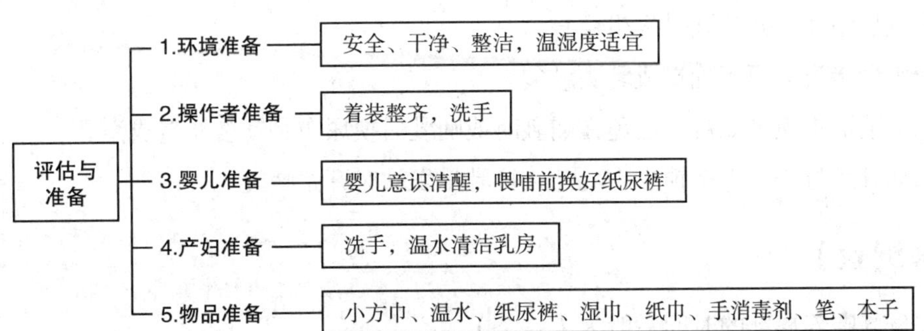

【操作方法】

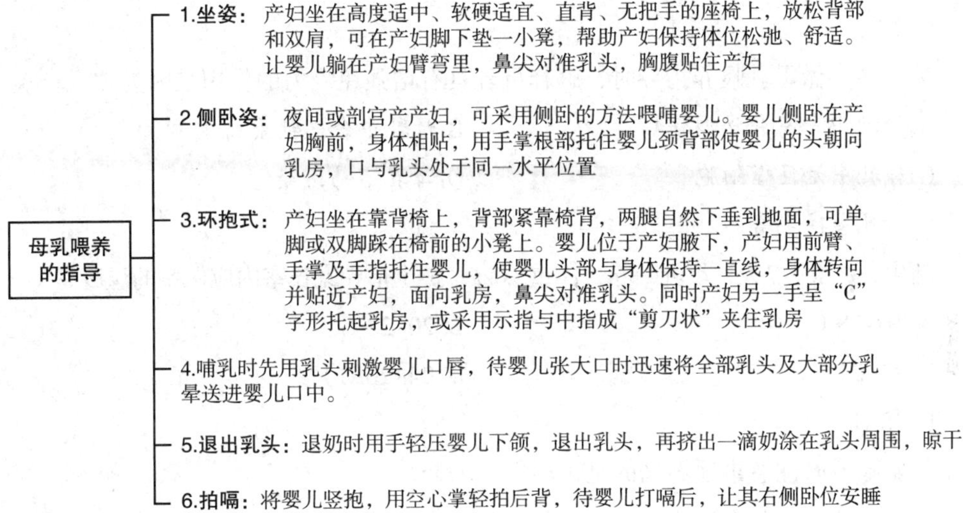

【操作后处理】

1.安排婴儿休息。

2.和产妇沟通，指导母乳喂养的方法及间隔时间。

3.整理用物，洗手，记录婴儿吃奶时间及吃奶情况。

【整体评价】

1.着装整齐规范，沉着冷静。

2.操作过程中，态度亲切，关心安抚产妇与婴儿。

3.操作规范，动作熟练且轻柔。

4.和产妇有效沟通，能顺利完成操作。

【注意事项】

1.防止哺乳时奶水过急，发生呛奶。

2.防止乳房堵住婴儿鼻孔，发生窒息。

3.避免因含接姿势不正确造成乳头皲裂。

4.应在喂哺前更换纸尿裤，避免在哺乳时或哺乳后换尿布翻动婴儿造成溢乳。

5.产妇如乳房过胀应先挤掉少许乳汁，待乳晕发软时开始哺乳。

【过关测验】

1.我国母乳喂养离乳的时间一般为（　　）

A.生后4~5个月　　B.生后6~9个月

C.生后10~12个月　　D.生后12~18个月

E.2岁

2.为一产妇做母乳喂养指导时，解释母乳具有增强免疫力的作用是因为（　　）

A.母乳中含有分泌型IgA　　B.母乳中含乳铁蛋白少

C.母乳中无巨噬细胞　　D.母乳不易污染

E.母乳含铁丰富

3.新生儿，女，7天，母乳喂养，体重3.0kg，护士指导家长室内应保持的温度是（　　）

A. 16~18℃　　B. 20~22℃

C. 22~24℃　　D. 24~26℃

E. 28℃

4.母乳喂养时注意事项不当的是（　　）

A.防止哺乳时奶水过急，发生呛奶　　B.防止乳房堵住婴儿鼻孔，发生窒息

C.避免因含接姿势不正确造成乳头皲裂　　D.姿势以产妇舒适为主

E.姿势以婴儿舒适为主

5.下列哪种情况不宜进行母乳喂养（　　）

A.母亲患有肝炎　　B.母亲患有梅毒螺旋体感染

C.母亲目前接受化疗　　D.母亲患有肺结核

E.母亲目前感冒

【想一想】

产妇悠悠，剖宫产分娩出一足月男婴，今天母子准备出院了，悠悠希望给宝宝喂母乳，作为责任护士，你如何为悠悠进行出院指导？

附：母乳喂养的指导考核标准与评价表

母乳喂养的指导考核标准与评价表

姓名：　　　　学号：　　　　班级：　　　　分数：

<table>
<tr><th>项目</th><th colspan="2">考核评价要点</th><th>分值</th><th>扣分</th><th>得分</th></tr>
<tr><td>目的（4分）</td><td colspan="2">掌握正确的喂养方法，能指导产妇进行母乳喂养</td><td>4</td><td></td><td></td></tr>
<tr><td rowspan="5">物品准备20分</td><td>环境</td><td>安全、干净、整洁、温湿度适宜</td><td>4</td><td></td><td></td></tr>
<tr><td>操作者</td><td>着装整齐，洗手</td><td>4</td><td></td><td></td></tr>
<tr><td>婴儿</td><td>评估意识状态，喂乳前换上干净的纸尿裤</td><td>4</td><td></td><td></td></tr>
<tr><td>产妇</td><td>洗手，清洁乳房</td><td>4</td><td></td><td></td></tr>
<tr><td>物品</td><td>准备齐全</td><td>4</td><td></td><td></td></tr>
<tr><td rowspan="6">操作方法41分</td><td colspan="2">1.坐姿：产妇坐在高度适中、软硬适宜、直背、无把手的座椅上，放松背部和双肩，在产妇脚下垫一小凳，帮助产妇保持体位松弛、舒适。让婴儿躺在产妇臂弯里，鼻尖对准乳头，胸腹贴住产妇</td><td>10</td><td></td><td></td></tr>
<tr><td colspan="2">2.侧卧姿：适于夜间或剖宫产产妇哺乳。婴儿侧卧在产妇胸前，身体相贴，用手掌根部托住婴儿颈背部使婴儿的头朝向乳房，口与乳头处于同一水平位</td><td>10</td><td></td><td></td></tr>
<tr><td colspan="2">3.环抱式：产妇坐在靠背椅上，背部紧靠椅背，两腿自然下垂到地面，可单脚或双脚踩在椅前的小凳上。婴儿位于产妇腋下，产妇用前臂、手掌及手指托住婴儿，使婴儿头部与身体保持一直线，身体转向并贴近产妇，面向乳房，鼻尖对准乳头。同时产妇另一手呈“C”字形托起乳房，或采用食指与中指成“剪刀状”夹住乳房</td><td>10</td><td></td><td></td></tr>
<tr><td colspan="2">4.哺乳时先用乳头刺激婴儿口唇，待婴儿张大口时迅速将全部乳头及大部分乳晕送进婴儿口中</td><td>3</td><td></td><td></td></tr>
<tr><td colspan="2">5.退出乳头：退奶时用手轻压婴儿下颌，退出乳头，再挤出一滴奶涂在乳头周围，晾干</td><td>4</td><td></td><td></td></tr>
<tr><td colspan="2">6.竖抱婴儿，用空心掌拍背，待打嗝后，置于右侧卧位</td><td>4</td><td></td><td></td></tr>
<tr><td rowspan="3">操作后处理（15分）</td><td colspan="2">安排婴儿休息</td><td>5</td><td></td><td></td></tr>
<tr><td colspan="2">和产妇沟通，指导母乳喂养的方法及间隔时间</td><td>5</td><td></td><td></td></tr>
<tr><td colspan="2">整理用物，洗手，记录婴儿吃奶时间</td><td>5</td><td></td><td></td></tr>
<tr><td rowspan="4">整体评价（20分）</td><td colspan="2">着装整齐规范，沉着冷静</td><td>5</td><td></td><td></td></tr>
<tr><td colspan="2">操作过程中，态度亲切，关心安抚产妇与婴儿</td><td>5</td><td></td><td></td></tr>
<tr><td colspan="2">操作规范，动作熟练且轻柔</td><td>5</td><td></td><td></td></tr>
<tr><td colspan="2">和产妇有效沟通，能顺利完成操作</td><td>5</td><td></td><td></td></tr>
<tr><td>合计</td><td colspan="2"></td><td>100</td><td></td><td></td></tr>
</table>

项目二　人工喂养法

情境导入

童童，男，10个月，母乳喂养，各项生长发育指标正常，妈妈打算重返职场，计划逐步离乳并添加奶粉。

【工作任务】

1. 请你指导家长正确进行配奶。
2. 请你指导家长正确进行喂奶。

学习目标

素质目标　1. 提升与家长进行良好沟通的能力。
2. 增强关爱婴幼儿的意识。

知识目标　1. 说出婴幼儿奶量的估算方法。
2. 列举常见的婴幼儿乳品和代乳品。
3. 比较婴幼儿奶瓶与奶嘴的种类，选择适宜的产品。

能力目标　1. 能正确地配奶与喂奶。
2. 能指导家长正确进行配奶与喂奶。
3. 能有针对性地解决家长对于人工喂养的疑惑。

【知识储备】

1. 婴幼儿配方奶是在不能母乳喂养的前提下婴儿优先选择的乳品。不同品牌的婴幼儿配方奶按各自的说明书配制，按规定调配的配方奶可满足婴幼儿每日营养素和能量需要。

2. 婴儿奶量随生长阶段不同而逐渐增加，新生儿0~1周时一般每次奶量30~60ml，2~3周时每次奶量60~90ml，3~4周时每次奶量90~120ml，每天哺乳6~8次。

3. 奶瓶分类：从材质来分包括玻璃和塑料两种；从瓶口直径来分包括标准口径和宽口

径两种。按需求选择奶瓶。

4. 奶嘴分类：从材质来分包括橡胶与硅胶两种；从奶嘴形态来分包括圆孔型和Y字型。按需求选择奶嘴。

5. 婴幼儿乳品一般随喝随配，室温下存放1小时以上均应丢弃。

6. 喂奶时观察婴幼儿的面色、呼吸等，如有异常暂停喂奶。喂完奶后及时清洗奶瓶，奶瓶一吃一洗一消毒。

【操作前准备】

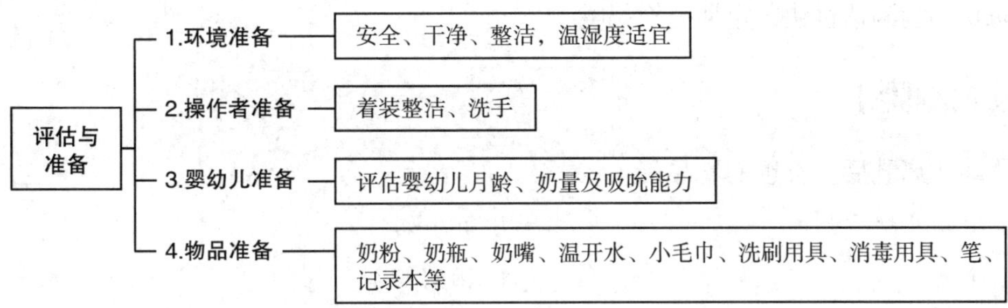

【操作方法】

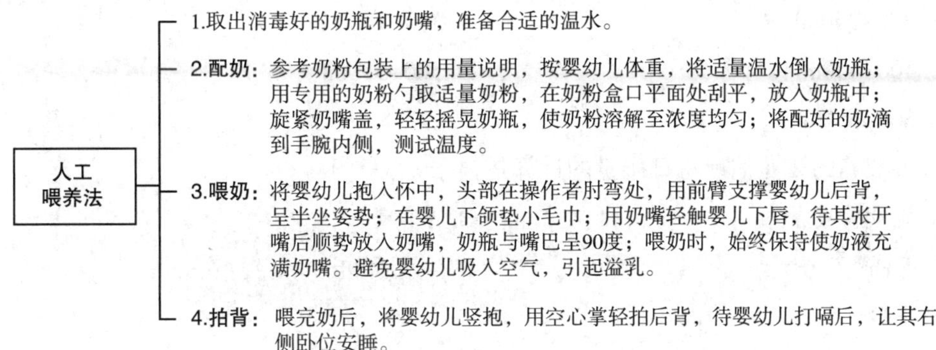

【操作后处理】

1. 安排婴幼儿休息。
2. 和家长沟通，指导人工喂养的方法。
3. 整理用物，洗手，记录婴幼儿吃奶时间与奶量。

【整体评价】

1. 着装整齐规范，沉着冷静。
2. 操作过程中，态度亲切，关心安抚婴幼儿。
3. 操作规范，动作熟练且轻柔。

4. 和家长有效沟通，能顺利完成操作。

【注意事项】

1. 严格按照奶粉包装上建议的比例用量冲调。
2. 喂奶前先试温，以防奶液温度过高而烫伤。
3. 若喂奶时间过长，奶液渐凉，期间应加温至所需温度，再继续喂养。
4. 两次喂奶之间，适当给婴幼儿补充水分。
5. 奶瓶用后及时清洗消毒，避免奶瓶、奶嘴等用具不洁而造成婴幼儿口腔感染。
6. 防止奶嘴滴速过快，定期更换奶嘴。

【过关测验】

1. 婴幼儿离乳后，首选的乳品是（　　）

A. 婴幼儿配方奶　　B. 鲜牛奶
C. 羊奶　　D. 稀粥
E. 汤

2. 体重5kg的婴儿，为满足机体需要，每日进食奶量为（　　）

A. 200~250ml　　B. 300~350ml
C. 400~450ml　　D. 500~550ml
E. 600~650ml

3. 人工喂养的婴儿估计每日奶量的计算是根据（　　）

A. 能量需要量　　B. 胃容量
C. 身高　　D. 体表面积
E. 年龄

4. 2个月的婴儿，人工喂养，下列哪一项是正确的（　　）

A. 该婴儿的免疫力较母乳喂养儿差
B. 该婴儿的大便中细菌主要为双歧杆菌
C. 该婴儿的大便中细菌主要为乳酸杆菌
D. 该婴儿所吃的牛奶中加糖主要是为了增加甜度
E. 与母乳喂养的婴儿相比，该婴儿不易发生缺钙现象

5. 人工喂养时，配奶的水温应为（　　）

A. 35~36℃　　B. 36~37℃
C. 38~40℃　　D. 40~50℃
E. 50~60℃

【想一想】

产妇西西剖宫产娩出足月双胞胎，新生儿需要进行混合喂养，新手爸爸不会配奶和喂奶。你作为产妇的责任护士，如何指导新手爸爸配奶与喂奶?

附：人工喂养法的考核标准与评价表

人工喂养法的考核标准与评价表

姓名：　　　　　　　学号：　　　　　　　班级：　　　　　　　分数：

<table>
<tr><th>项目</th><th colspan="2">考核评价要点</th><th>分值</th><th>扣分</th><th>得分</th></tr>
<tr><td>目的
（4分）</td><td colspan="2">了解人工喂养的知识，熟练掌配奶和喂奶的方法</td><td>4</td><td></td><td></td></tr>
<tr><td rowspan="4">操作前准备
（16分）</td><td>环境</td><td>安全、干净、整洁、温湿度适宜</td><td>4</td><td></td><td></td></tr>
<tr><td>操作者</td><td>着装整齐，洗手</td><td>4</td><td></td><td></td></tr>
<tr><td>婴幼儿</td><td>评估婴幼儿月龄、奶量及吸吮能力</td><td>4</td><td></td><td></td></tr>
<tr><td>物品</td><td>准备齐全</td><td>4</td><td></td><td></td></tr>
<tr><td rowspan="4">操作方法
（45分）</td><td colspan="2">1.取出消毒好的奶瓶和奶嘴，准备合适的温水</td><td>5</td><td></td><td></td></tr>
<tr><td colspan="2">2.配奶：参考奶粉包装上的用量说明，按婴幼儿体重，将适量温水倒入奶瓶；用专用的奶粉勺平勺取适量奶粉，放入奶瓶中；旋紧奶嘴盖，轻轻摇晃奶瓶，使奶粉溶解至浓度均匀；将配好的奶滴到手腕内侧，测试温度</td><td>20</td><td></td><td></td></tr>
<tr><td colspan="2">3.喂奶：将婴幼儿抱入怀中，头部在操作者肘弯处，用前臂支撑婴幼儿后背，呈半坐姿势；在婴幼儿下颌垫小毛巾；用奶嘴轻触其下唇，待张开嘴后顺势放入奶嘴，奶瓶与嘴巴呈90°；喂奶时，始终保持使奶液充满奶嘴。避免婴幼儿吸入空气，引起溢乳</td><td>15</td><td></td><td></td></tr>
<tr><td colspan="2">4.喂完奶后，竖抱婴幼儿，用空心掌轻轻拍打其后背，待婴幼儿打嗝后，让其右侧卧位安睡</td><td>5</td><td></td><td></td></tr>
<tr><td rowspan="3">操作后处理
（15分）</td><td colspan="2">安排婴幼儿休息</td><td>5</td><td></td><td></td></tr>
<tr><td colspan="2">和家长沟通，指导人工喂养的方法</td><td>5</td><td></td><td></td></tr>
<tr><td colspan="2">整理用物，洗手，记录婴幼儿吃奶时间与奶量</td><td>5</td><td></td><td></td></tr>
<tr><td rowspan="4">整体评价
（20分）</td><td colspan="2">着装整齐规范，沉着冷静</td><td>5</td><td></td><td></td></tr>
<tr><td colspan="2">操作过程中，态度亲切，关心安抚婴幼儿</td><td>5</td><td></td><td></td></tr>
<tr><td colspan="2">操作规范，动作熟练且轻柔</td><td>5</td><td></td><td></td></tr>
<tr><td colspan="2">和家长有效沟通，能顺利完成操作</td><td>5</td><td></td><td></td></tr>
<tr><td>合计</td><td colspan="2"></td><td>100</td><td></td><td></td></tr>
</table>

项目三 婴儿沐浴

情境导入

红红，女，出生3天，刚从医院回家，家长看着柔弱的新生小婴儿，不敢为其沐浴，故带小婴儿到母婴护理中心学习婴儿沐浴。

【工作任务】

1.能够正确为婴儿进行沐浴。

2.能教会家长婴儿沐浴的方法。

学习目标

素质目标 1.培养对婴儿的耐心、细心、关心的意识。

2.树立安全意识。

知识目标 1.阐述婴儿沐浴的方法。

2.说出婴儿沐浴的目的。

3.说出为婴儿进行沐浴的注意事项。

能力目标 1.能正确为婴儿进行沐浴。

2.能教会家长为婴儿进行沐浴。

【知识储备】

1.婴儿沐浴目的：能清洁婴儿全身皮肤、促进血液循环、预防感染、使婴儿舒适。

2.婴儿沐浴于喂奶后1小时进行，避免吐奶、溢奶。

3.有皮肤感染，四肢活动异常及病情不稳定时，暂不进行沐浴。

【操作前准备】

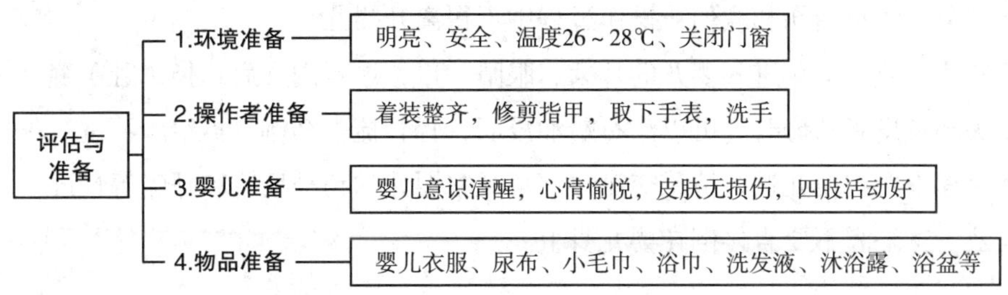

【操作方法】

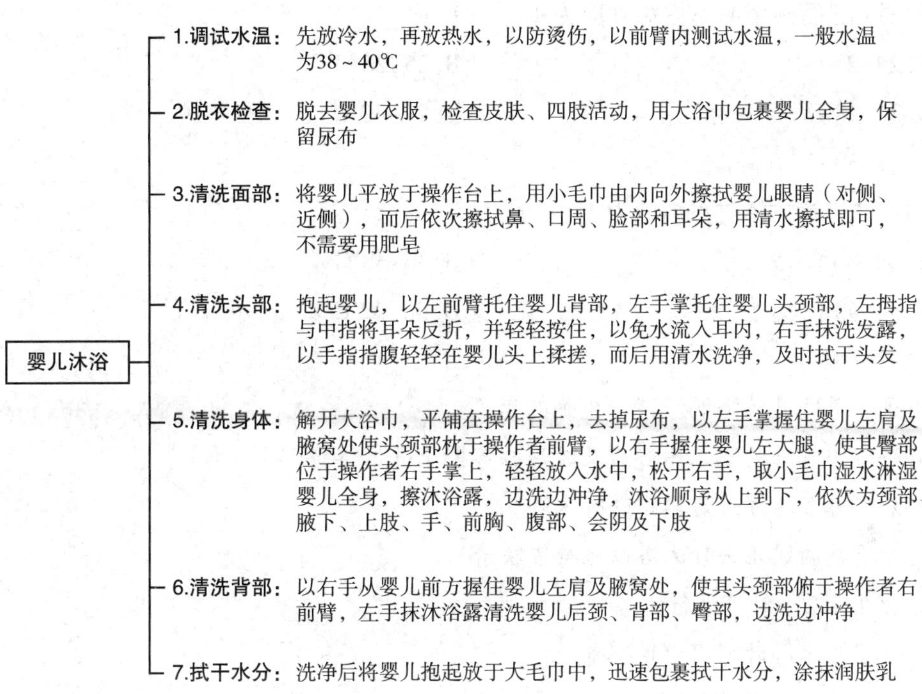

【操作后处理】

1. 给婴儿穿好衣服、尿布，裹好包被，安置婴儿。
2. 与家长沟通，交代注意事项。
3. 整理用物，洗手，记录沐浴过程。

【整体评价】

1. 着装整齐规范，沉着冷静，有安全防范和保暖意识。
2. 操作规范，动作熟练，态度亲切，注重与婴儿的交流。
3. 和家长有效沟通，取得配合。

【注意事项】

1.注意安全，防止烫伤和跌伤，操作过程中不得离开婴儿。

2.注意避免水或肥皂沫进入婴儿的耳朵、眼睛、口，注意洗耳后、指（趾）缝。

3.婴儿头部有皮脂结痂时，可以涂石蜡油浸润，轻轻梳去结痂，再给予清洗。

4.沐浴过程中要与婴儿进行情感交流，注意观察婴儿的精神反应和呼吸等情况。

5.洗发液、沐浴露不要直接倒在婴儿身上。

【过关测验】

1.为婴儿进行沐浴时室内温度应为（　　）

A. 24~25℃　　B. 25~26℃

C. 26~28℃　　D. 27~30℃

E. 25~30℃

2.为婴儿进行沐浴时水温应为（　　）

A. 34~36℃　　B. 36~38℃

C. 38~40℃　　D. 40~42℃

E. 42~44℃

3.下列有关婴儿沐浴的叙述，正确的是（　　）

A.脐带未脱落的婴儿沐浴后及时用棉签擦干并消毒脐部

B.采用淋浴的方式为婴儿进行沐浴

C.为重病的婴儿每日沐浴以保持皮肤清洁

D.出生后2小时可进行沐浴

E.为婴儿沐浴时可用中性肥皂

4.为婴儿沐浴的最佳时间是（　　）

A.喂奶前　　B.喂奶后

C.喂奶前或喂奶后1小时　　D.婴儿哭闹时

E.婴儿困倦时

5.实施婴儿沐浴的注意事项不正确的是（　　）

A.注意保暖，动作轻快

B.注意水温，防止烫伤

C.注意避免水或肥皂沫进入婴儿的耳朵、眼睛

D.婴儿头部有皮脂结痂时，可以用手撕去结痂，再给予清洗

E.不得将婴儿单独留于操作台上

【做一做】

课后为亲戚或者邻居家中的婴儿进行沐浴。

附：婴儿沐浴考核标准与评价表

婴儿沐浴考核标准与评价表

姓名：　　　　　　学号：　　　　　　班级：　　　　　　分数：

项目	考核评价要点		分值	扣分	得分
目的（4分）	能正确为婴儿沐浴		4		
操作前准备（16分）	环境	明亮、安全、温度26~28℃、关闭门窗	4		
	操作者	着装整齐，修剪指甲，取下手表，洗手	4		
	婴儿	意识清醒，心情愉悦，能配合，皮肤完整无损伤，四肢活动好，喂奶前或喂奶后1小时	4		
	物品	准备齐全	4		
操作方法（60分）	1.调试水温：先放冷水，再放热水，以前臂内测试温，正确口述水温		8		
	2.脱衣检查：脱去婴儿衣服，检查皮肤、四肢活动，用大浴巾包裹婴儿全身，保留尿布		6		
	3.清洗面部：将婴儿平放于操作台上，用小毛巾由内向外擦拭婴儿眼睛（对侧、近侧），而后依次擦拭鼻、口周、脸部和耳朵，口述用清水擦拭，不需要用肥皂		8		
	4.清洗头部：正确托起婴儿，用左拇指与中指将耳朵反折，并轻轻按住，以免水流入耳内，右手抹洗发露，以手指指腹轻轻在婴儿头上揉搓，而后用清水洗净，及时拭干头发		10		
	5.清洗身体：解开浴巾，平铺在操作台上，去掉尿布，正确将婴儿放入水中，取小毛巾湿水淋湿婴儿全身，擦沐浴露，边洗边冲净，沐浴顺序从上到下，依次为颈部、腋下、上肢、手、前胸、腹部、会阴及下肢		10		
	6.清洗背部：以右手从婴儿前方握住婴儿左肩及腋窝处，使其头颈部俯于操作者右前臂，左手抹沐浴露清洗婴儿后颈、背部、臀部，边洗边冲净		10		
	7.拭干水分：洗净后将婴儿抱起放于大毛巾中，迅速包裹拭干水分，涂抹润肤乳		8		
操作后处理（10分）	给婴儿穿好衣服、尿布，裹好包被，安置婴儿		5		
	与家长沟通，交代注意事项		3		
	整理用物，洗手，记录		2		
整体评价（10分）	着装整齐规范，沉着冷静，有安全防范和保暖意识		2		
	操作规范，动作熟练，态度亲切，注重与婴儿的交流		5		
	和家长有效沟通，取得配合		3		
合计			100		

项目四　脐部护理

情境导入

小宝，女，足月顺产，现生后第3天，母子情况良好，拟安排今日出院。

【工作任务】

1. 请你评估小宝脐部情况并完成脐部护理。
2. 请你指导小宝妈妈进行脐部护理。

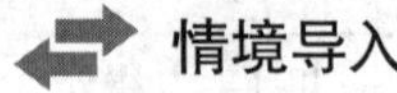

素质目标　1. 提升与家长有效沟通的能力。
2. 树立关爱新生儿的意识。
3. 建立科学严谨的职业理念和良好的无菌观念。

知识目标　1. 辨识脐部结构。
2. 说明脐部护理的重要性。
3. 正确评估脐部情况。

能力目标　1. 能针对具体不同的情况为新生儿进行脐部护理。
2. 能正确指导家长进行脐部护理。

【知识储备】

1. 脐带脱落前脐部结构：脐带残端、脐根部、脐窝、脐轮，见图3–4–1。

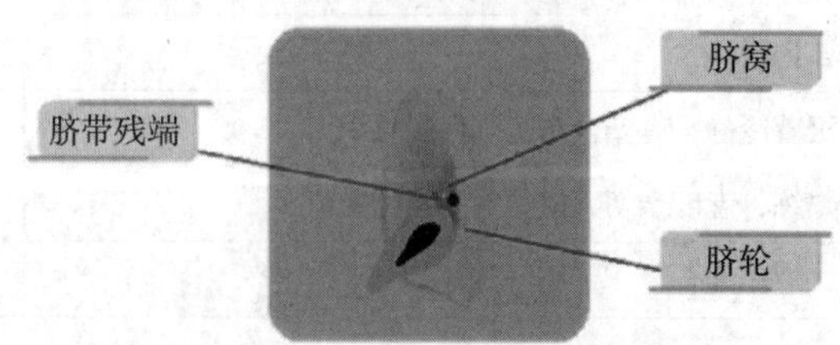

图3–4–1　脐带脱落前脐部结构

2.脐带脱落后脐部结构：脐窝、脐轮。

3.脐带残端无神经元。

4.脐部护理关键：保持脐部清洁干燥，用75%乙醇或碘伏消毒即可。

5.特殊情况下的处理：如果脐部红肿，出现脓性分泌物，先用3%过氧化氢溶液棉签清洗脐部，再用75%乙醇或碘伏消毒。脐部如有肉芽肿形成，可用硝酸银棒烧灼。

【操作前准备】

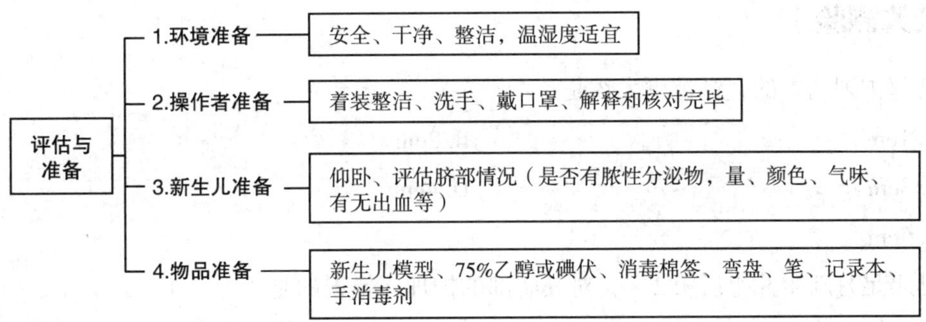

【操作方法】

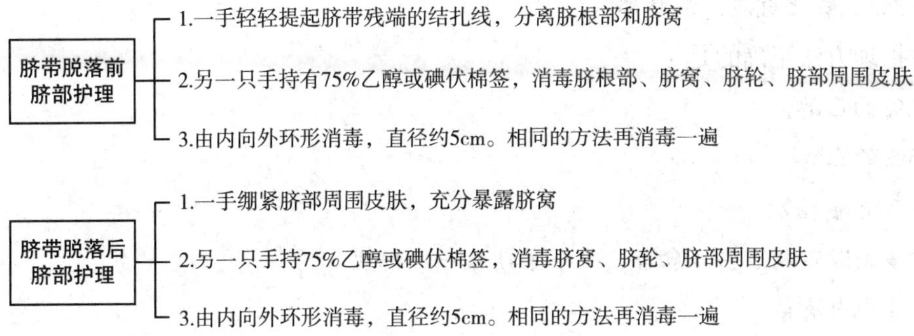

【操作后处理】

1.整理新生儿衣物，妥善安置新生儿。

2.和家长沟通，指导脐部护理。

3.整理用物，洗手，摘掉口罩，记录新生儿脐部护理情况。

【整体评价】

1.着装整齐规范，沉着冷静。

2.操作过程中，态度亲切，关心安抚新生儿。

3.操作规范，动作熟练且轻柔，注意保暖。

4.和家长有效沟通。

【注意事项】

1. 严格执行无菌操作，动作轻柔，注意保暖。
2. 脐部护理每天1~2次。脐带一般3~7天脱落，不得强行剥脱。
3. 新生儿沐浴后先擦干脐部水分，再常规进行消毒。
4. 保持脐部清洁干燥，一般不宜包裹脐部。纸尿裤上端向外反折，勿覆盖脐部。
5. 观察脐部情况，如发现脐部出现渗血、渗液等，告知家长需要立刻就医。

【过关测验】

1. 脐部护理消毒的直径范围大约是（　　）

A. 1cm　　B. 2cm
C. 3cm　　D. 4cm
E. 5cm

2. 健康足月新生儿生后第2天，对其脐部的护理，错误的是（　　）

A. 勤换尿布，衣物柔软　　B. 脐部保持清洁、干燥
C. 接触新生儿前后要洗手　　D. 严格执行无菌操作技术
E. 用3%过氧化氢液清洗脐部

3. 脐部护理方法正确的是（　　）

A. 90%的乙醇
B. 75%的乙醇
C. 每天消毒10次
D. 过多刺激不利于伤口愈合，一个星期做一次护理
E. 由外向内消毒

4. 脐部护理时下列哪一项说法不正确（　　）

A. 避免尿液浸湿脐部　　B. 注意脐窝深处的消毒
C. 注意有无脓性分泌物或异味　　D. 婴儿不可洗澡
E. 一天消毒2次

5. 新生儿脐部护理措施错误的是（　　）

A. 保持脐部清洁干燥
B. 敷料被污染应及时更换
C. 脐窝有渗出物时，涂90%乙醇保持干燥
D. 脐窝有脓性分泌物时，可用过氧化氢溶液清洗后涂碘伏
E. 脐部消毒由内而外消毒直径约5cm

【想一想】

患儿，女，7天，因“发热1天，四肢阵发性痉挛1小时”收治入院，患儿系孕1产1，孕38^{+4}周在家自然分娩，出生时哭声大，其他情况不详。入院前1天患儿出现发热，体温在38~39℃之间波动，伴张口困难，喂养困难。1小时前出现四肢阵发性痉挛。入院检查：体温39.0℃，脉搏160次/分，呼吸63次/分，血氧饱和度96%，体重3.5kg，皮肤无黄染，无皮疹。前囟平软，心肺无异常。腹软，肝脏肋下1.0cm可触及。脐带未脱落，脐轮红，脐窝有渗液。四肢肌张力高。

1.请你根据患儿的临床资料初步判断可能是什么情况？

2.最可能的感染途径是什么？

3.护理时需要有哪些注意事项？

附：脐部护理考核标准与评价表

脐部护理考核标准与评价表

姓名：　　　　　　学号：　　　　　　班级：　　　　　　分数：

项目	考核评价要点		分值	扣分	得分
目的（4分）	保持新生儿脐部清洁干燥，能正确进行脐部护理		4		
操作前准备（16分）	环境	干净、安全，温湿度适宜	4		
	操作者	衣着整洁、洗手、戴口罩、解释核对完毕	4		
	新生儿	体位正确，暴露脐部，正确评估脐部情况	4		
	物品	准备齐全	4		
操作方法（45分）	脐带脱落前脐部护理	1.分离脐根部和脐窝	3		
		2.用75%乙醇或碘伏棉签消毒脐根部、脐窝、脐轮、脐部周围皮肤	6		
		3.由内向外环形消毒，直径约5cm	5		
		4.相同的方法再消毒一遍	3		
	脐带脱落后脐部护理	1.绷紧脐部周围皮肤，充分暴露脐窝	3		
		2.用75%乙醇或碘伏棉签消毒脐窝、脐轮、脐部周围皮肤	5		
		3.由内向外环形消毒，直径约5cm	5		
		4.相同的方法再消毒一遍	3		
		5.脐部如有肉芽肿形成，可用硝酸银棒烧灼	4		
	脐部感染	先用3%过氧化氢溶液棉签清洗脐部，再用75%乙醇或碘伏棉签消毒	8		
操作后处理（15分）	整理新生儿衣物、纸尿裤，妥善安置		5		
	和家长沟通，指导脐部护理		5		
	整理用物，洗手，脱口罩，记录新生儿脐部护理情况		5		
操作评价（20分）	着装整齐规范，沉着冷静		5		
	操作过程中，态度亲切，关心安抚新生儿		5		
	无菌观念强，操作规范，动作熟练且轻柔，注意保暖		5		
	和家长有效沟通		5		
合计			100		

项目五　更换尿布

情境导入

小玥，女婴，出生第1天，刚喝完奶30分钟，突然哭闹起来，爸爸发现原来是宝宝拉大便了，需要马上更换尿布，因为没有经验，手忙脚乱，还弄脏了宝宝的包被，护士小张见状过来指导家长更换尿布。

【工作任务】

1. 能够正确为小玥更换尿布。
2. 能教会家长更换尿布的正确方法。

学习目标

素质目标　1. 具备爱婴观念。
　　　　　2. 具备安全防护意识。

知识目标　1. 能说出婴幼儿更换尿布的方法。
　　　　　2. 能列出婴幼儿更换尿布的注意事项。

能力目标　1. 能正确为婴幼儿更换尿布。
　　　　　2. 能教会家长更换尿布的正确方法。

【知识储备】

1. 更换尿布的目的：保持臀部皮肤清洁、干燥，预防尿布皮炎发生。

2. 新生儿每日小便次数较多，一般2~3小时即需要更换一次尿布。如果是大便，每次便后都必须清洁臀部并及时更换尿布。

【操作前准备】

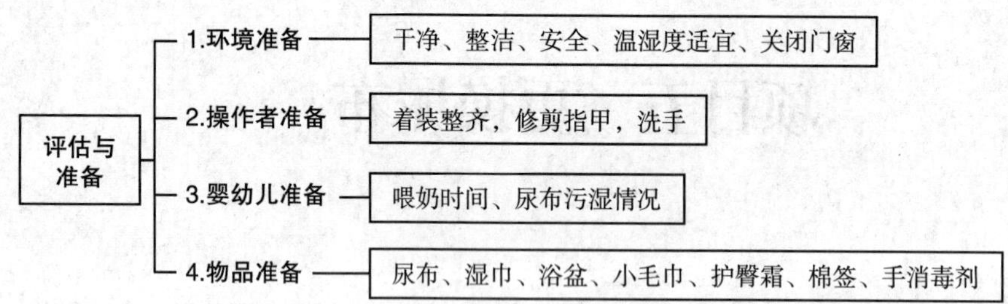

【操作方法】

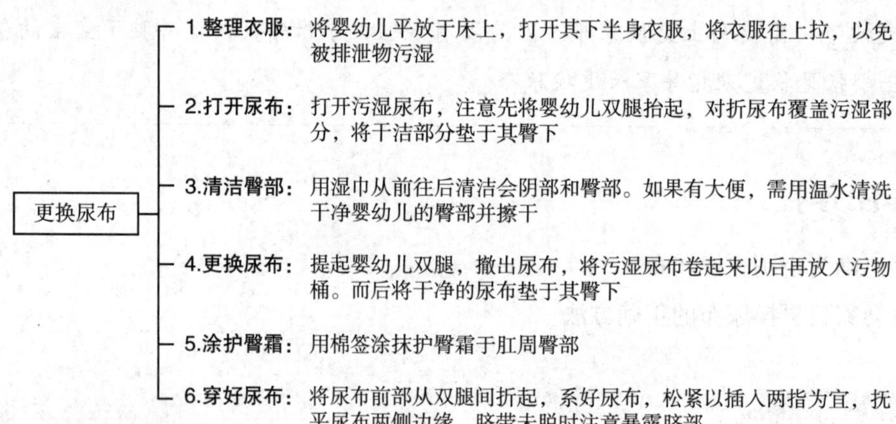

【操作后处理】

1.整理好婴幼儿衣服，裹好包被，安置婴幼儿。

2.与家长沟通，交代注意事项。

3.整理用物，洗手，记录臀部皮肤情况。

【整体评价】

1.着装整齐规范，沉着冷静，有安全防范和保暖意识。

2.操作规范，动作熟练而轻柔，避免婴幼儿受到伤害。

3.和家长有效沟通，取得配合。

【注意事项】

1.注意安全，防止婴幼儿坠落。

2.男婴要确保阴茎指向下方，避免尿液从尿布上方流出。

3.尿布粘贴松紧适宜，过紧容易损伤婴幼儿皮肤，过松会造成污物的渗漏。

4.应选择透气性好、吸水性强的尿布，并注意及时更换。

5.更换尿布时注意观察臀部皮肤情况，发生尿布皮炎及时处理。

6.更换尿布宜在喂奶前进行。

【过关测验】

1.健康足月新生儿生后第2天，对其进行皮肤护理，以下不正确的是（ ）

A.大便后用温水清洁臀部

B.喂奶后不宜立刻更换尿布

C.尿布应覆盖脐部

D.勤换尿布，衣物柔软

E.尿布必须包裹整个臀部

2.及时更换尿布的目的不包括（ ）

A.清洁

B.促进血液循环

C.舒适

D.防止尿液粪便等因素对皮肤长时间的刺激

E.预防尿布皮炎发生

3.关于更换尿布的注意事项不正确的是（ ）

A.操作中注意保暖，尽量减少暴露

B.注意安全，防止婴幼儿坠落

C.男婴要确保阴茎指向下方，避免尿液从尿布上方流出

D.尿布尽量裹紧，以防污物渗漏

E.应选择透气性好、吸水性强的尿布，并注意及时更换

4.应为新生儿选择（ ）

A.橡胶尿布

B.化纤尿布

C.棉质尿布

D.塑料尿布

E.丝绸

5.新生儿一般多久换一次尿布（ ）

A. 1小时左右

B. 2~3小时

C. 3~4小时

D. 4~5小时

E. 5~6小时

【想一想】

小乐，女婴，出生7天，日常5~6小时换一次尿布，今天妈妈给小乐换尿布时发现她整个臀部皮肤潮红，上面还长了一些小疹子，小乐哭闹不安，到医院就诊，护士发现妈妈给小乐换尿布时用湿巾从后往前清洁会阴部和臀部。

1.请问小乐可能出现了什么问题?

2.护士该如何指导小乐的妈妈更换尿布?

附：更换尿布考核标准与评价表

更换尿布考核标准与评价表

姓名： 学号： 班级： 分数：

项目	考核评价要点		分值	扣分	得分
目的（4分）	能正确为婴幼儿更换尿布		4		
操作前准备（16分）	环境	干净、整洁、安全、湿温度适宜、关闭门窗	4		
	操作者	着装整齐，修剪指甲，洗手	4		
	婴幼儿	喂奶时间、尿布污湿情况	4		
	物品	准备齐全	4		
操作方法（60分）	1.整理衣服：婴幼儿平放于床上，打开其下半身衣服，将衣服往上拉，以免被排泄物污湿		8		
	2.打开尿布：打开污湿尿布，将婴幼儿双腿抬起，对折尿布覆盖污湿部分，将干洁部分垫于其臀下		8		
	3.清洁臀部：用湿巾从前往后清洁会阴部和臀部，如果有大便，需用温水清洗干净臀部并擦干		12		
	4.更换尿布：提起婴幼儿双腿，撤出尿布，将污湿尿布卷起来再放入污物桶，而后将干净的尿布垫于其臀下		12		
	5.涂护臀霜：用棉签涂抹护臀霜于肛周臀部		8		
	6.穿好尿布：将尿布前部从双腿间折起，系好尿布，松紧以插入两指为宜，抚平尿布两侧边缘，脐带未脱时注意暴露脐部		12		
操作后处理（10分）	整理好婴幼儿衣服，裹好包被，安置婴幼儿		5		
	与家长沟通，交代注意事项		3		
	整理用物，洗手，记录臀部皮肤情况		2		
整体评价（10分）	着装整齐规范，沉着冷静，有安全防范和保暖意识		2		
	操作规范，动作熟练而轻柔，避免婴幼儿受到伤害		5		
	和家长有效沟通，取得配合		3		
合计			100		

项目六　尿布皮炎的护理

情境导入

彤彤，8个月，腹泻4天来医院就诊。彤彤妈妈诉其每日排大便10余次，为水样便。近日发现彤彤肛周皮肤越来越红。查体：患儿肛周皮肤局部潮红，伴脱皮及少量皮疹。

【工作任务】

1. 请你判断彤彤尿布皮炎的程度。
2. 接下来该如何为彤彤进行臀部护理?
3. 请对家长进行尿布皮炎护理的健康教育。

学习目标

素质目标 1. 提升与家长进行良好沟通的能力。
2. 具备对儿童的人文关怀意识。
3. 树立爱伤护伤、仁心仁术的职业理念。

知识目标 1. 分析尿布皮炎常见的原因。
2. 识别尿布皮炎的临床表现。

能力目标 1. 能正确判断尿布皮炎的程度。
2. 能熟练进行尿布皮炎的护理。
3. 能指导家长正确进行尿布皮炎的护理及预防尿布皮炎的健康教育。

【知识储备】

1. 尿布皮炎，是指发生在尿布区域的皮肤急性炎症。主要因尿液、粪便刺激或尿片不透气等因素导致皮肤局部温湿度和pH值升高，加上反复摩擦而引起。

2.尿布皮炎的临床表现及分度，见表3–6–1。

3.尿布皮炎的预防：①选用质地柔软、透气、吸水性强的尿片；②勤换尿片，保持臀部清洁干燥；③腹泻患儿及时清洁臀部、更换尿片，并涂抹润肤膏保护。

4.尿布皮炎的护理：清洁、干燥、照射、涂药。

表3–6–1　尿布皮炎的临床表现及分度

尿布皮炎分度		临床表现
轻度		表面皮肤充血、发红，无皮疹
重度	重Ⅰ度	局部皮肤潮红，伴有少许皮疹
	重Ⅱ度	除重Ⅰ度表现外，伴有皮肤破溃、脱皮
	重Ⅲ度	局部皮肤大片糜烂或溃疡，可继发细菌或真菌感染

【操作前准备】

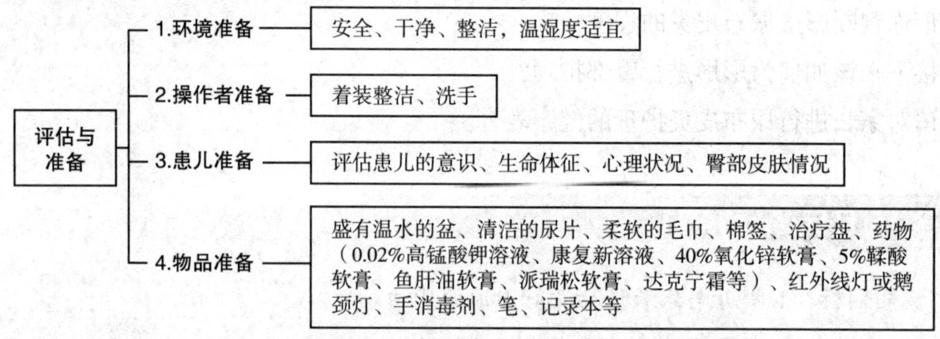

【操作方法】

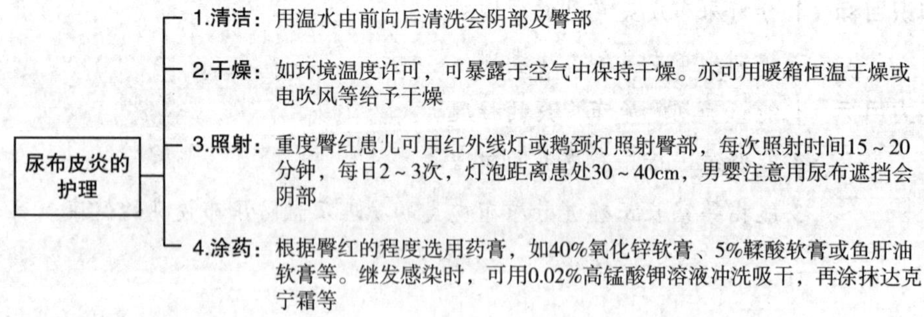

【操作后处理】

1.安排患儿休息。

2.和家长沟通，指导尿布皮炎的预防及护理。

3.整理用物，洗手，记录尿布皮炎的情况及护理过程。

【整体评价】

1.着装整齐规范，态度和蔼。

2.操作规范，动作熟练且轻柔，尿布皮炎得到正确的护理。

3.操作过程中，注意保护患儿安全、注重人文关怀。

4.和家长有效沟通，取得配合治疗。

【注意事项】

1.注意尿布的清洁消毒或选用安全合格、质量好的一次性纸尿裤。

2.不用塑料布或其他不透气的材料包裹臀部。

3.出现尿布皮炎后不宜用肥皂液或沐浴液等清洁患处皮肤。

4.操作过程中注意保暖，若需照射护士应在场守护。

【过关测验】

1.预防婴幼儿发生尿布皮炎的措施不包括（　　）

A.暴露于空气中保持干燥

B.臀部可涂抹润肤油

C.勤换尿片

D.每次大便后用温水清洗臀部

E.臀部涂爽身粉

2.如患有尿布皮炎，见局部皮肤潮红，出现皮疹并溃破、脱皮，尿布皮炎分度属于（　　）

A.轻度　　B.重Ⅰ度

C.重Ⅱ度　　D.重Ⅲ度

E.重Ⅳ度

3.用红外线或鹅颈灯照射治疗尿布皮炎时，灯泡距离臀部患处距离为（　　）

A. 15cm　　B. 20cm

C. 25cm　　D. 35cm

E. 50cm

4.乐乐，8个月，因腹泻3天导致其臀部皮肤潮红，宜选择以下哪种药物涂抹（　　）

A. 5%鞣酸软膏　　B.红霉素软膏

C. 1%龙胆紫　　D.达克宁霜

E.硫酸锌软膏

5.宝宝，6个月，因腹泻2天入院。近2日发现其臀部皮肤发红，伴有皮疹，护士进行臀部皮肤护理时错误的操作是（　　）

A.便后用温水清洗　　B.用电吹风吹干臀部皮肤

C.用鹅颈灯照射臀部　　D.照射前涂鱼肝油保护皮肤

E.每次照射时间15~20分钟

【想一想】

灵灵，9个月，妈妈在给她洗澡时发现其臀部皮肤充血、发红。

1.请你判断灵灵尿布皮炎的程度？

2.请对灵灵妈妈进行尿布皮炎护理及预防尿布皮炎的健康指导。

附：尿布皮炎的护理考核标准与评价表

尿布皮炎的护理考核标准与评价表

姓名：　　　　　　　　学号：　　　　　　　　班级：　　　　　　　　分数：

项目	考核评价要点		分值	扣分	得分
目的（4分）	尿布皮炎得到正确的护理		4		
操作前准备（16分）	环境	安全、干净、整洁、温湿度适宜	4		
	操作者	着装整齐，洗手	4		
	患儿	评估患儿的意识、生命体征、心理状况、尿布皮炎的情况	4		
	物品	准备齐全	4		
操作方法（45分）	1.解开尿片，用前端清洁尿片由前向后初步清洁会阴及臀部，对折、垫于臀下		8		
	2.清洁：用温水由前向后清洗会阴部及臀部		8		
	3.干燥：如环境温度许可，可暴露于空气中保持干燥。亦可用暖箱恒温干燥或电吹风等给予干燥		8		
	4.照射：重度尿布皮炎患儿可用红外线灯或鹅颈灯照射臀部，每次照射时间15~20分钟，每日2~3次，灯泡距离患处30~40cm，男婴注意用尿布遮挡会阴部		8		
	5.涂药：根据尿布皮炎的程度选用40%氧化锌软膏、5%鞣酸软膏或鱼肝油软膏等；继发感染时，可用0.02%高锰酸钾溶液冲洗吸干，再涂抹达克宁霜等		8		
	6.为患儿穿好尿片		5		
操作后处理（15分）	安排患儿休息		5		
	和家长沟通，指导尿布皮炎的预防及护理		5		
	整理用物，洗手，记录尿布皮炎的情况及护理措施		5		
整体评价（20分）	着装整齐规范，态度和蔼		5		
	操作规范，动作熟练且轻柔，尿布皮炎得到正确的护理		5		
	操作过程中，注意保护患儿安全、注重人文关怀		5		
	和家长有效沟通，取得配合治疗		5		
合计			100		

项目七　幼儿穿脱衣物指导

情境导入

明明现在2岁6个月，还不会自己穿衣服，为了提高他的生活自理能力，今天午睡起床时，照护者小王决定教会明明自己穿衣服和裤子。

【工作任务】

1.请你帮助与指导明明正确穿衣物。

2.请你对明明家人进行健康教育，帮助明明培养独立自理的能力。

学习目标

素质目标　1.提升与幼儿及幼儿家长的沟通能力。

2.有耐心、细心，在操作中关爱幼儿。

3.树立细致科学严谨的职业理念。

知识目标　1.说出幼儿穿脱衣物指导的原则。

2.总结正确穿脱衣物的关键步骤。

能力目标　1.能根据不同月龄幼儿的自理能力示范并指导幼儿正确穿脱衣物。

2.能对家长进行指导幼儿穿脱衣物的培训。

【知识储备】

1.指导穿脱衣物的原则

（1）根据不同月龄幼儿的自理能力进行穿脱衣服指导，见表3–7–1。

（2）遵循由简单到复杂的原则：先学会脱衣物，再学会穿衣物；从背心、短裤等开始，循序渐进，逐渐增加难度，直至完全掌握穿脱衣物的技巧。

表3-7-1　根据不同月龄幼儿自理能力指导穿脱衣服

月龄	训练内容
12月龄以上	脱袜子、脱鞋、戴帽子
18月龄以上	脱衣服、脱裤子
24月龄以上	穿、脱鞋袜，在帮助下完成穿衣
30月龄以上	穿衣服、裤子、系扣子等

【操作前准备】

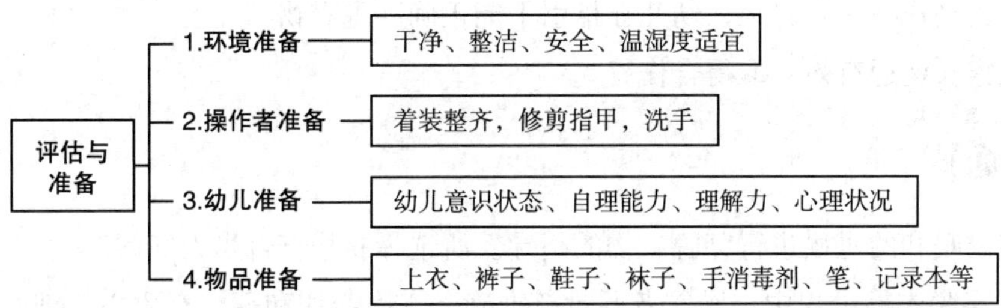

【操作方法】

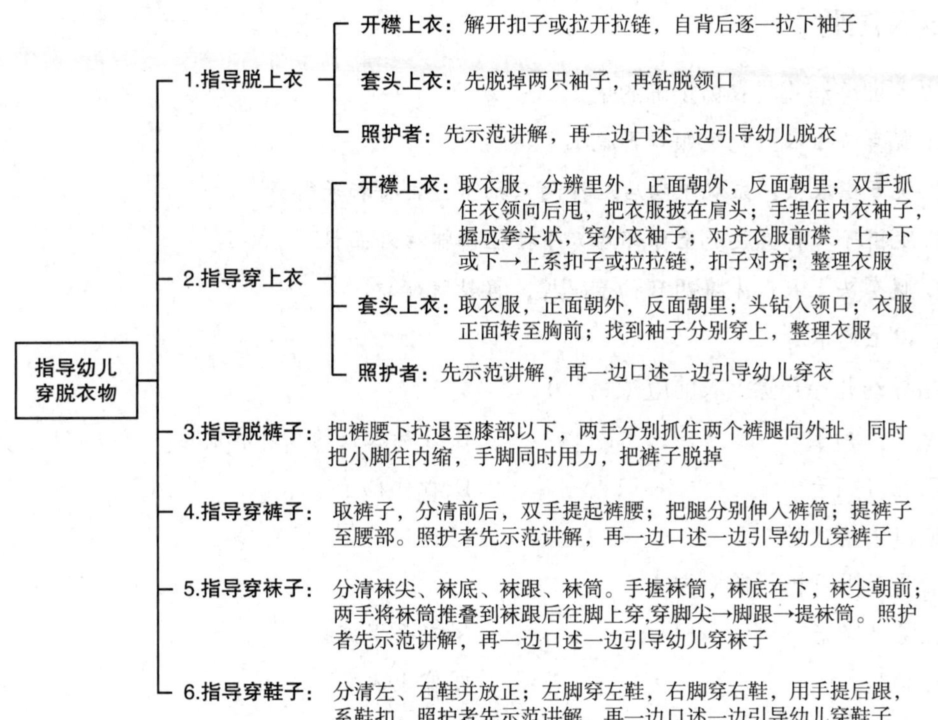

【操作后处理】

1. 安排幼儿休息。

2. 和家长沟通，帮助幼儿培养独立自理的能力。

3. 整理用物，洗手，记录幼儿穿脱衣物技能的掌握情况。

【整体评价】

1. 着装整齐规范，沉着冷静。

2. 操作过程中，态度亲切，关爱幼儿，及时给予鼓励肯定。

3. 操作规范，动作熟练且轻柔，幼儿在指引下能正确穿脱衣物。

4. 与幼儿及家长沟通有效，取得合作。

【注意事项】

1. 一般在气候暖和的时候进行穿脱衣物的指导。所选择衣物符合当天气候。

2. 指导幼儿穿脱衣物过程中，操作者要示范准确，态度亲切和蔼，有耐心、细心，积极给予肯定与表扬，也要及时纠正幼儿不正确的方法。

【过关测验】

1. 以下训练幼儿脱衣物正确的是（　　）

A. 脱套头上衣：先脱领口再脱袖子

B. 脱开襟衣服：先双手向后甩掉两只袖子，再将扣子解开

C. 脱裤子：将裤腰退至踝部两只手抓住裤腿往外面扯

D. 脱套头上衣：先将两只袖子脱掉，再钻脱领口

E. 以上均不对

2. 指导幼儿穿开襟上衣前应（　　）

A. 穿上袖子　　B. 分辨衣服的里外和前后

C. 翻好领子　　D. 捏住袖子

E. 以上均不对

3. 指导幼儿穿裤子前应先（　　）

A. 分辨前后　　B. 双手提裤腰

C. 伸腿　　D. 穿上衣

E. 以上均不对

4.穿袜前应让（　　）

A.袜尖朝向自己　　B.袜尖朝向前方

C.袜跟朝向上面　　D.袜跟朝向左

E.袜底朝向上面

5.穿套头衣服的顺序是（　　）

A.穿袖子—头钻入领子—找到衣服正面

B.头钻入领子—穿袖子—找到衣服正面

C.找到衣服正面—穿袖子—头钻入领子

D.头钻入领子—找到衣服正面—穿袖子

E.以上都不对

【想一想】

小宝，3岁，在托育机构里参加户外活动后出汗较多，衣服汗湿了，请你帮助和指导小宝完成穿脱衣物。

附：幼儿穿脱衣物指导的考核标准与评价表

幼儿穿脱衣物指导的考核标准与评价表

姓名：　　　　学号：　　　　班级：　　　　分数：

项目	考核评价要点		分值	扣分	得分
目的（4分）	幼儿在指导下正确完成穿脱衣物		4		
操作前准备（10分）	环境	干净、整洁、安全、温湿度适宜	2		
	操作者	着装整齐，修剪指甲、洗手	3		
	幼儿	意识状态、自理能力、理解能力、心理状况	3		
	物品	准备齐全	2		
操作方法（60分）	指导脱衣服	开襟上衣：解开扣子或拉开拉链，自背后逐一拉下袖子	3		
		套头上衣：先脱掉两只袖子，再钻脱领口	3		
		照护者先示范讲解，再一边口述一边引导幼儿脱衣	4		
	指导穿衣服	开襟上衣：取衣服，分辨里外，正面朝外，反面朝里；双手抓住衣领向后甩，把衣服披在肩头；手捏住内衣袖子，握成拳头状，穿外衣袖子；对齐衣服前襟，上→下或下→上系扣子或拉拉链，扣子对齐；整理衣服	3		
		套头上衣：取衣服，正面朝外，反面朝里；头钻入领口；衣服正面转至胸前；找到袖子分别穿上，整理衣服	3		
		照护者先示范讲解，再一边口述一边引导幼儿穿衣	4		
	指导脱裤子	把裤腰下拉退至膝部以下，两手分别抓住两个裤腿向外扯，同时把小脚往内缩，手脚同时用力，把裤子脱掉	10		
	指导穿裤子	取裤子，分清前后，双手提起裤腰；把腿分别伸入裤筒；提裤子至腰部。照护者先示范讲解，再一边口述一边引导幼儿穿裤子	10		
	指导穿袜子	分清袜尖、袜底、袜跟、袜筒。手握袜筒，袜底在下，袜尖朝前；两手将袜筒推叠到袜跟后往脚上穿，穿脚尖→脚跟→提袜筒。照护者先示范讲解，再一边口述一边引导幼儿穿袜子	10		
	指导穿鞋子	分清左、右鞋并放正；左脚穿左鞋，右脚穿右鞋，用手提后跟，系鞋扣。照护者先示范讲解，再一边口述一边引导幼儿穿鞋子	10		
操作后处理（10分）	安排患儿休息		3		
	和家长沟通，帮助幼儿培养独立自理的能力		4		
	整理用物，洗手，记录幼儿穿脱衣物技能的掌握情况		3		
整体评价（16分）	着装整齐规范，沉着冷静		4		
	操作过程中，态度亲切，关爱幼儿，及时给予鼓励		4		
	操作规范，动作熟练轻柔，幼儿正确顺利完成穿脱衣物		4		
	与幼儿及家长沟通有效，取得合作		4		
合计			100		

项目八　七步洗手法

情境导入

小红，2岁5个月，今天在外出活动后回到托育机构，老师组织大家洗手。照护者发现小红打开水龙头随便冲一下便走开，把水滴甩到地上，并开始舔手指。

【工作任务】

1.请你指导小红正确实施七步洗手法洗手。

2.请你对小红家人进行健康教育，帮助小红养成良好的手卫生习惯。

学习目标

素质目标　1.提升与幼儿及幼儿家长的沟通能力。

2.具备关心和爱护幼儿的能力。

3.树立细致科学严谨的职业理念。

知识目标　1.说出七步洗手法的方法步骤。

2.分析幼儿洗手存在的主要问题。

能力目标　能正确示范并指导幼儿七步洗手法洗手。

【知识储备】

1.创设适宜的洗手环境：地面保持清洁干爽防滑；水池前铺上滤水地垫；洗手台高度与幼儿身高适宜；洗手液放在方便取用的地方；墙面贴有洗手步骤图。

2.需要洗手的场景：餐前与餐后、便前与便后、活动前后、外出玩耍后以及手脏后。

3.七步洗手法流程：内→外→夹→弓→大→立→腕。

【操作前准备】

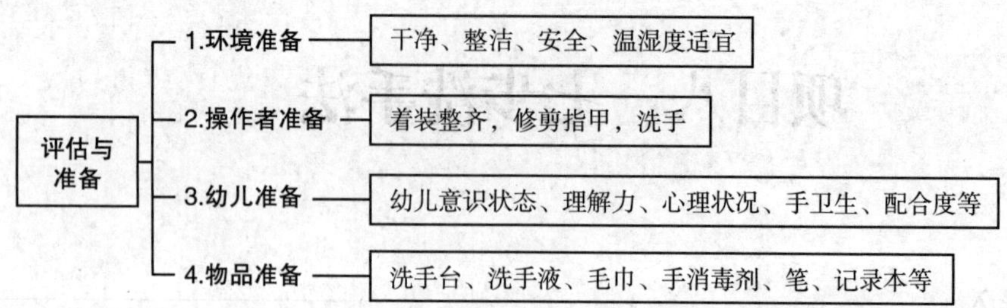

【操作方法】

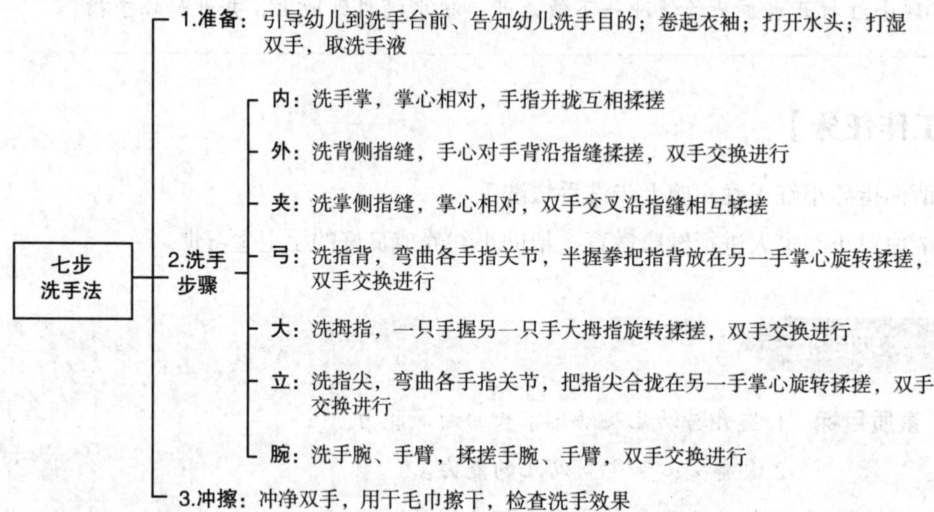

【操作后处理】

1. 安排幼儿休息。
2. 和家长沟通，指导七步洗手的步骤。
3. 整理用物，洗手，记录幼儿洗手情况。

【整体评价】

1. 着装整齐规范，沉着冷静。
2. 操作过程中，态度亲切，关爱幼儿，及时给予鼓励肯定。
3. 操作规范，动作熟练轻柔，幼儿能正确顺利完成七步洗手法洗手，手部保持清洁卫生。
4. 与幼儿及家长沟通有效，取得合作。

【注意事项】

1. 幼儿在洗手时谨防打湿衣服、滑倒等问题发生。提醒幼儿洗手时不要玩水。

2. 引导幼儿自己完成洗手，而非照护者帮助幼儿洗手。

3. 洗手最好在流动水下进行，七步洗手法的各环节不得少于15秒。

【过关测验】

1. 婴幼儿洗手容易忽略的环节是（　　）

A. 洗手心　　B. 洗手指

C. 洗手背　　D. 洗手指缝

E. 以上均不对

2. 婴幼儿洗手的步骤是（　　）

A. 拧开水龙头，抹肥皂，搓手心、手背、手腕、手指，用清水冲净

B. 轻拧水龙头，打湿双手，抹肥皂，搓手心、指缝、手指、手背、手腕，用清水冲净

C. 轻拧水龙头，抹肥皂，搓手心、手背、手指、指缝

D. 拧水龙头，打湿双手，抹肥皂，搓手，用清水冲净

E. 轻拧水龙头，打湿双手，抹肥皂，搓手心、手背、指缝、手指、手腕，用清水冲净

3. 婴幼儿洗手时，手臂应（　　）

A. 向上举　　B. 平举

C. 略向下举　　D. 贴着身体下垂

E. 怎么舒服怎么放

4. 婴幼儿洗手时应使用（　　）

A. 流动水　　B. 湿毛巾擦拭

C. 一盆水　　D. 湿纸巾擦手

E. 用身上的衣服擦干

5. 需要婴幼儿洗手的场景，包括（　　）

A. 饭前饭后　　B. 咳嗽或打喷嚏后

C. 玩玩具后　　D. 户外活动后

E. 大小便后

【想一想】

小宝在户外活动时不小心摔跤了，检查没有受伤，手上沾了些泥土，请你带小宝去洗手台，指导他用七步洗手法完成洗手。

附：七步洗手法的考核标准与评价表

七步洗手法的考核标准与评价表

姓名：　　　　　　学号：　　　　　　班级：　　　　　　分数：

项目	考核评价要点		分值	扣分	得分
目的（5分）	幼儿在指导下完成七步洗手法洗手		5		
操作前准备（15分）	环境	干净、整洁、安全、温湿度适宜	3		
	操作者	着装整齐，修剪指甲、洗手	3		
	幼儿	意识状态、理解能力、心理情况、配合程度	6		
	物品	洗手台、洗手液、干毛巾、手消毒剂、笔、本子	3		
操作方法（54分）	准备	引导到洗手台、告知洗手；卷起衣袖；打开水龙头；打湿双手；取洗手液	3		
	七步洗手	内：洗手掌，掌心相对，手指并拢相互揉搓	6		
		外：洗背侧指缝，手心对手背沿指缝相互揉搓，双手交换进行	6		
		夹：洗掌侧指缝，掌心相对，双手交叉沿指缝相互揉搓	6		
		弓：洗指背，弯曲各手指关节，半握拳把指背放在另一手掌心旋转揉搓，双手交换进行	6		
		大：洗拇指，一只手握另一只手大拇指旋转揉搓，双手交换进行	6		
		立：洗指尖，弯曲各手指关节，把指尖合拢在另一手掌心旋转揉搓，双手交换进行	6		
		腕：洗手腕、手臂，揉搓手腕、手臂，双手交换进行	6		
		各环节不少于15秒	6		
	冲擦	冲净双手，用干毛巾擦干，检查洗手效果	3		
操作后处理（6分）	安排幼儿休息		2		
	和家长沟通，指导七步洗手的步骤		2		
	整理用物，洗手，记录幼儿洗手情况		2		
整体评价（20分）	着装整齐规范，沉着冷静		5		
	操作过程中，态度亲切，关爱幼儿，及时给予鼓励		5		
	操作规范，动作熟练且轻柔，幼儿能正确顺利完成七步洗手法洗手，手部保持清洁卫生。		5		
	与幼儿及家长沟通有效，取得合作		5		
合计			100		

项目九　指导幼儿水杯饮水

情境导入

玲玲，2岁，要到托育机构去生活学习。玲玲喝水的事情，让妈妈感到非常焦虑。因为玲玲在家里一直使用奶瓶饮水，从来没用过其他水杯，不知道在托育机构她能否配合好好地喝水。

【工作任务】

1. 请你指导玲玲完成水杯饮水。
2. 请你指导玲玲妈妈完成水杯的选择。

学习目标

素质目标　1. 具备良好沟通的能力。
2. 在操作中关心和爱护幼儿。

知识目标　1. 对比不同年龄阶段幼儿的饮水需求。
2. 合理安排幼儿喝水时间。
3. 说出幼儿良好的饮水习惯。

能力目标　1. 能正确示范并引导幼儿使用水杯饮水。
2. 指导家长帮助幼儿养成良好的饮水习惯。

【知识储备】

1. 使用水杯饮水的好处　能提高幼儿眼、手、嘴的协调能力，促进幼儿口唇能力和咀嚼吞咽能力的发展，防止奶瓶对幼儿口腔、牙齿的不良影响。同时，还有利于幼儿的心理和语言发展。

2. 学习用水杯饮水的时机　美国儿科学会建议，幼儿在6个月之后就可以开始学习使用杯子，在1岁左右离开奶瓶，最晚不要超过18个月。6~9个月的宝宝可以使用鸭嘴杯，9

个月以上的宝宝可以使用吸管杯。无论鸭嘴杯还是吸管杯都是从奶瓶到杯子的过渡用具，具体如何选择需要结合宝宝自身情况。

3.养成良好的饮水习惯 要定时饮水，主动饮水，不要等到口渴再喝；饮用白开水，不要用饮料替代喝水；慢喝水，避免在极度口渴情况下暴饮；学会根据身体需要适量适时饮水；剧烈运动后不要立即喝水；不饮冰水；吃饭时不饮水。

4.饮水量的需求 幼儿对饮水量的需求与活动量、气温、饮食相关，气温越高，活动量越大，水的需求量越多。不同年龄幼儿饮水量建议，见表3-9-1。

表3-9-1 不同年龄幼儿饮水量的建议

月龄	饮水量
<6个月	母乳或配方奶能满足所需的水分，无需再额外补充饮水
6个月~1岁	液体总摄入量约900ml，其中奶量500~700ml；由于该阶段婴儿辅食以流质食物为主，含水量大，故额外饮水量较少，具体以幼儿喝水意愿为准
1~2岁	液体总摄入量约1300ml，其中奶量400~600ml；除去食物中所含水量，额外饮水大约500~600ml
2~3岁	奶量350~500ml，饮水量大约600~700ml

【操作前准备】

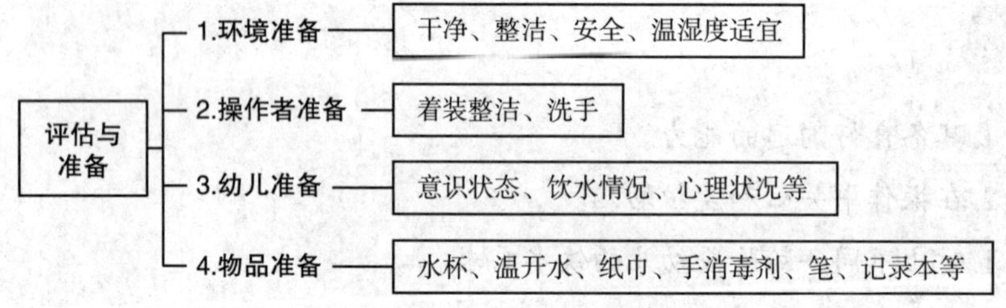

【操作方法】

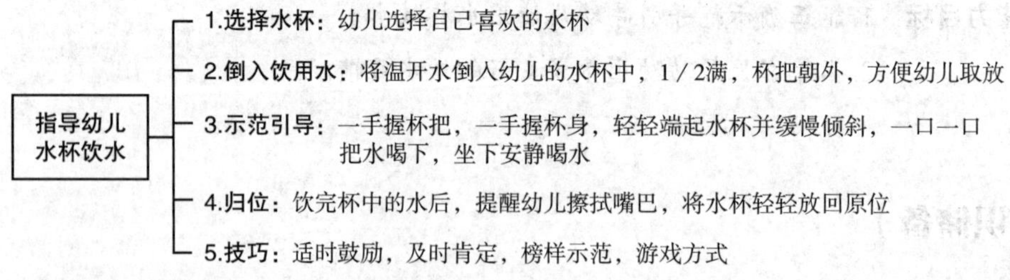

【操作后处理】

1.安排幼儿休息。

2.和家长沟通，指导家长帮助幼儿养成良好的饮水习惯。

3.整理用物，洗手，记录幼儿饮水情况。

【整体评价】

1.着装整齐规范，沉着冷静。

2.操作过程中，态度亲切，关爱幼儿，及时给予鼓励肯定。

3.操作规范，动作熟练且轻柔，能指导幼儿正确饮水。

4.与幼儿及家长沟通有效，取得合作。

【注意事项】

1.饮水过程中提醒幼儿不把水洒到衣服或地面上，及时纠正聊天、打闹、拿着杯子乱跑等行为，表扬有序等待以及在固定的区域安静饮水等良好饮水行为。

2.根据身体需要调整幼儿的饮水量，比如感冒发烧、小便发黄、天气炎热、较干硬食物后要增加饮水量；饭前半小时之内不要饮水；运动后休息片刻再饮水等。

3.注意提醒幼儿饮水速度不宜过快；注意控制饮水量，特别是剧烈运动后避免大量饮水而造成不适。

【过关测验】

1.幼儿饮水时不应该（　　）

A.安静地喝　　B.小口喝

C.小口尝试　　D.说笑打闹

E.慢慢地喝

2.指导婴幼儿使用水杯饮水时应注意（　　）

A.鼓励专心饮水　　B.提醒不要说笑

C.应及时给予鼓励　　D.不能急于求成

E.以上都正确

3.以下哪项不是适合婴儿使用的水杯（　　）

A.奶瓶式训练杯　　B.鸭嘴式训练杯

C.宽口式训练杯　　D.吸管式训练杯

E.儿童水杯

4.幼儿对水的需求量主要取决于（　　）

A.气温　　B.食物的质与量

C.活动量　　D.食物种类

E.以上都是

5.3岁以下的幼儿饮水时，照护者应做到（　　）

A.让幼儿自己倒水

B.为幼儿准备开水

C.为幼儿准备温度适宜的饮用水，让幼儿自己喝

D.为幼儿准备温水，并喂幼儿

E.为幼儿准备冰水，让幼儿自己喝

【想一想】

小铭，男，1岁7个月。目前在托幼机构生活学习，现在进行饮水训练。请问你将如何引导小铭从奶瓶转换为使用水杯饮水？

附：指导幼儿水杯饮水的考核标准与评价表

指导幼儿水杯饮水的考核标准与评价表

姓名：　　　　学号：　　　　班级：　　　　分数：

项目	考核评价要点		分值	扣分	得分
目的（4分）	指导幼儿水杯饮水		4		
操作前准备（16分）	环境	干净、整洁、安全、温湿度适宜	4		
	操作者	着装整齐、洗手	4		
	幼儿	意识状态、饮水情况、心理情况	4		
	物品	水杯、温开水、手消毒剂、笔、记录本等	4		
操作方法（45分）	1.选择水杯：幼儿选择自己喜欢的水杯		7		
	2.倒入饮用水：将温开水倒入幼儿的水杯中，1/2满，杯把朝外，方便幼儿取放		10		
	3.示范引导：一手握杯把，一手握杯身，轻轻端起水杯并缓慢倾斜，一口一口把水喝下，坐下安静喝水		12		
	4.归位：饮完杯中的水后，提醒幼儿擦拭嘴巴，将水杯轻轻放回原位		8		
	5.技巧：适时鼓励，及时肯定，榜样示范，游戏方式		8		
操作后处理（15分）	安排幼儿休息		5		
	和家长沟通，指导家长正确引导幼儿用水杯饮水		5		
	整理用物，洗手，记录幼儿饮水情况		5		
整体评价（20分）	着装整齐规范，沉着冷静		5		
	操作过程中，态度亲切，关爱幼儿，及时给予鼓励		5		
	操作规范，动作熟练且轻柔，能指导幼儿正确饮水		5		
	与幼儿及家长沟通有效，取得合作		5		
合计			100		

项目十　指导幼儿刷牙

情境导入

浩浩，男，3岁，乳牙已经长齐，平时在家爱吃甜食，清洁牙齿都是父母帮助完成，现在想让浩浩学会自己刷牙，家长引导时浩浩不愿意配合，家长比较着急，求助于托育机构的老师。

【工作任务】

1.请你指导浩浩正确刷牙。

2.请你对浩浩家人进行健康教育，帮助浩浩养成良好口腔卫生习惯。

学习目标

素质目标　1.提升与幼儿及幼儿家长的沟通能力。

2.具备爱心、耐心、细心。

3.树立细致科学严谨的职业理念。

知识目标　1.说明正确的刷牙方法与步骤。

2.识别幼儿常见的口腔问题。

能力目标　1.能正确示范并指导幼儿正确刷牙。

2.指导家长选择适宜的牙刷牙膏。

【知识储备】

1.乳牙一共有20颗，多在3岁前出齐。

2.乳牙的功能：咀嚼食物，利于消化；促进颌面部发育；诱导恒牙萌出；利于准确发音。乳牙因其本身特点，更容易出现龋齿，培养幼儿认真刷牙的意识。

3.幼儿2岁时可以引导学习漱口，3岁学习刷牙。

4.选择牙刷：根据生长发育阶段选择适宜的儿童保健牙刷。刷头小，刷毛软，刷毛末端圆钝，刷柄粗胖易握且防滑。可以选择幼儿喜欢的卡通型刷柄，增强刷牙的兴趣。

5.选择牙膏：选择含氟、泡沫少、刺激小、防腐剂少的牙膏。牙膏膏体以白色为佳。尽量不选择有特殊香味的牙膏，不用药物牙膏。建议几种牙膏交替使用。

6.圆弧刷牙法，又称为Fones刷牙法，适于2~6岁儿童。圆弧刷牙法三要诀：牙齿外面圆弧刷、牙齿里面颤动刷、咬合面是来回刷。

【操作前准备】

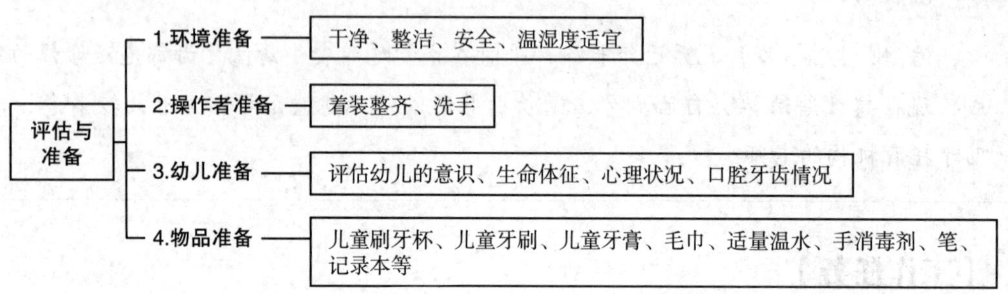

【操作方法】

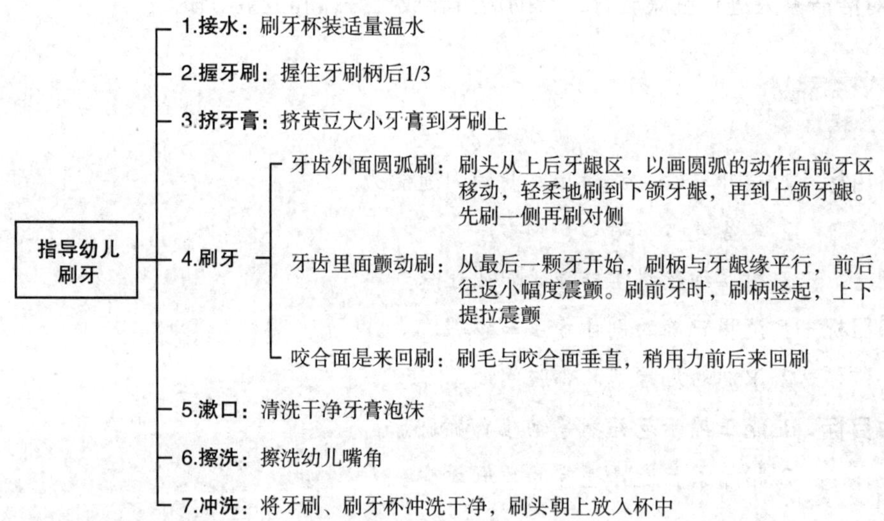

【操作后处理】

1.安排幼儿休息。

2.和家长沟通，指导家长正确引导幼儿刷牙。

3.整理用物，洗手，记录幼儿刷牙情况。

【整体评价】

1.着装整齐规范，沉着冷静。

2.操作过程中，态度亲切，关爱幼儿，及时给予鼓励肯定。

3.操作规范，动作熟练且轻柔，幼儿能正确顺利完成刷牙，口腔清洁卫生。

4.与幼儿及家长沟通有效，取得合作。

【注意事项】

1.坚持饭后漱口、早晚刷牙，晚上刷牙更重要。

2.牙膏用量不要太多，尽量减少吞咽。

3.每次刷牙时长3分钟为宜。

4.牙刷3个月更换一次。每半年口腔科定期检查。

5.幼儿刷牙无严格顺序要求，只要每颗牙齿“面面俱到”，刷干净即可。

【过关测验】

1.婴幼儿刷牙使用（　　）

A.热水　　B.凉水

C.温水　　D.开水

E.以上均可以

2.婴幼儿刷牙的适宜的时长是（　　）

A.1分钟左右　　B.2分钟左右

C.3分钟左右　　D.5分钟左右

E.时间越长越好

3.指导幼儿刷牙，以下说法错误的是（　　）

A.幼儿可采用圆弧刷牙法　　B.牙齿外面圆弧刷

C.牙齿里面颤动刷　　D.咬合面是来回刷

E.牙齿外面来回刷

4.幼儿可以学习刷牙的适宜年龄是（　　）

A.1岁　　B.2岁

C.3岁　　D.4岁

E.5岁

5.幼儿乳牙有（　　）

A.18颗　　B.20颗

C.24颗　　D.28颗

E.32颗

【想一想】

小宝在家练习刷牙时他觉得很好玩胡乱一通地刷，并把牙膏和漱口的水一并吞到肚子里。请你想想办法怎样让小宝进行正确的刷牙。

附：指导幼儿刷牙的考核标准与评价表

指导幼儿刷牙的考核标准与评价表

姓名： 学号： 班级： 分数：

项目	考核评价要点		分值	扣分	得分
目的（4分）	幼儿正确顺利完成刷牙，口腔清洁卫生		4		
操作前准备（16分）	环境	干净、整洁、安全、温湿度适宜	4		
	操作者	着装整齐、洗手	4		
	幼儿	评估幼儿的意识、生命体征、心理状况、口腔牙齿情况	4		
	物品	儿童刷牙杯、儿童牙刷、儿童牙膏、毛巾、适量温水、手消毒剂、笔、记录本等	4		
操作方法（45分）	1.接水：刷牙杯装适量温水		3		
	2.握牙刷：握住牙刷柄后1/3		3		
	3.挤牙膏：挤黄豆大小牙膏到牙刷上		5		
	4.刷牙	牙齿外面圆弧刷：刷头从上后牙龈区，以画圆弧的动作向前牙区移动，轻柔地刷到下颌牙龈，再到上颌牙龈。先刷一侧再刷对侧	8		
		牙齿里面颤动刷：刷后牙，刷柄与牙龈缘平行，前后往返小幅度震颤。刷前牙时，刷柄竖起，上下提拉震颤	8		
		咬合面是来回刷：刷毛与咬合面垂直，稍用力前后来回刷	8		
	5.漱口：清洗干净牙膏泡沫		3		
	6.擦洗：擦洗幼儿嘴角		3		
	7.冲洗：牙刷、刷牙杯冲洗干净，刷头朝上放入杯中		4		
操作后处理（15分）	安排幼儿休息		5		
	和家长沟通，指导家长正确引导幼儿刷牙		5		
	整理用物，洗手，记录幼儿刷牙情况		5		
整体评价（20分）	着装整齐规范，沉着冷静		5		
	操作过程中，态度亲切，关爱幼儿，及时给予鼓励		5		
	操作规范，动作熟练且轻柔，幼儿正确顺利完成刷牙		5		
	与幼儿及家长沟通有效，取得合作		5		
合计			100		

项目十一　指导幼儿进餐

情境导入

婷婷，女，2岁。近日妈妈反映婷婷在家吃饭时要喂饭，并且盯着电视看，喜欢边吃边玩，含着食物不吞咽，妈妈比较焦虑，希望婷婷能好好吃饭，求助于托育机构的老师。

【工作任务】

1.请你指导婷婷正确进餐。

2.请你对婷婷家人进行健康教育，帮助婷婷养成良好进餐习惯。

学习目标

素质目标　1.提升与幼儿及家长良好沟通的能力。

2.在操作中关心和爱护幼儿。

知识目标　1.说出幼儿正确的进餐姿势。

2.总结幼儿进餐指导的步骤。

能力目标　1.能正确实施幼儿进餐指导。

2.指导家长帮助幼儿养成良好进餐习惯。

【知识储备】

1.培养幼儿良好的进餐习惯

（1）做到进餐“三定”　定时（形成规律胃肠蠕动）、定量（饮食有节制）、定位（合适餐椅位置固定）。

（2）专心进餐　情绪平静稳定、心情愉快，不做与进餐无关的活动如玩耍、讲故事、看电视、打闹等。

（3）饮食卫生要做好　饭前饭后、便前便后要洗手；饭后漱口；进餐时不撒饭、不浪费粮食；不吃不洁或过期变质食物等。

（4）学习餐桌文明　细嚼慢咽、正确使用餐具、夹菜不挑拣、不敲碗筷等。

2.营造良好的进餐环境　包括物质环境和精神环境。进餐地点干净明亮，餐具洁净摆放整齐。保持进餐情绪平稳，不在进餐时责骂幼儿，不催促进餐。

【操作前准备】

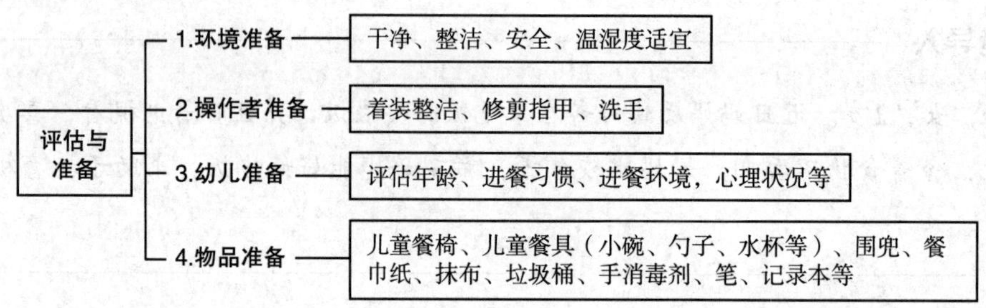

【操作方法】

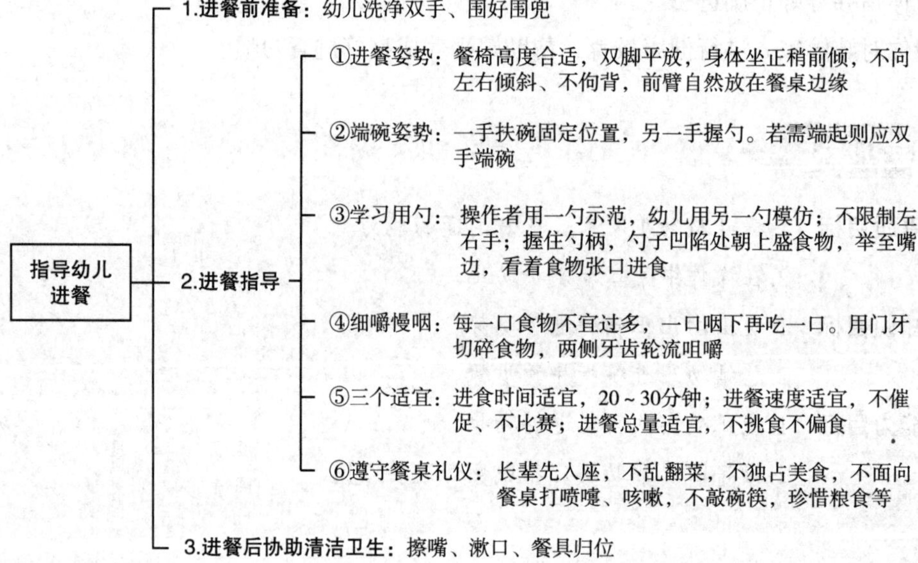

【操作后处理】

1.安排幼儿休息。

2.和家长沟通，指导家长帮助幼儿养成良好进餐习惯。

3.整理用物，洗手，记录幼儿进餐情况。

【整体评价】

1.着装整齐规范，沉着冷静。

2.操作过程中，态度亲切，关爱幼儿，及时给予鼓励肯定。

3.操作规范，动作熟练且轻柔，能指导幼儿正确顺利完成进餐。

4.与幼儿及家长沟通有效，取得合作。

【注意事项】

1.照护者指导进餐时做到有耐心、细心和爱心，及时给予鼓励和表扬，纠正不当的进餐行为。

2.不分散幼儿进餐注意力：避免幼儿说笑打闹，不催促或比赛进餐，不在进餐中批评幼儿，不引起幼儿过度兴奋，不在进餐中看电视、讲故事等。

3.不强迫幼儿进食，餐前餐后不做剧烈运动。

4.初学进餐时，幼儿会弄脏衣服和周围环境，给予足够包容；初学时不过分强调勺子抓握姿势。

【过关测验】

1.在婴幼儿进餐过程中的指导方法正确的是（　　）

A.谁吃得最多就最好　　B.每次盛满饭菜

C.谁吃得最快就最好　　D.细嚼慢咽

E.以上都正确

2.婴幼儿进餐的指导内容不包括（　　）

A.保证婴幼儿愉快进餐　　B.培养幼儿良好的饮食习惯

C.进餐时要定时、定量、定位　　D.培养幼儿的进餐能力

E.进餐时讲故事

3.在幼儿进餐过程中，指导内容是（　　）

A.训斥不好好吃饭的幼儿　　B.指导细嚼慢咽

C.争当第一名　　D.建议吃汤泡饭

E.边吃饭边看绘本

4.餐后要提醒幼儿（　　）

A.放好餐具　　B.擦嘴

C.漱口　　D.帮忙擦桌子

E.以上都对

5.婴幼儿进餐的正确坐姿是（　　）

A.脚平放在地面上　　B.托腮

C.蹲坐在椅子上　　D.身体后仰靠在椅背上

E.以上都正确

【想一想】

宝宝3岁，食欲欠佳，喜欢边吃边玩，每次吃饭的时候都要奶奶满屋子追着喂食，请你评价宝宝的进食习惯，并提出建议。

附：指导幼儿进餐的考核标准与评价表

指导幼儿进餐的考核标准与评价表

姓名：　　　　　学号：　　　　　班级：　　　　　分数：

项目	考核评价要点		分值	扣分	得分
目的（4分）	正确指导幼儿进餐，培养幼儿良好的进餐习惯		4		
操作前准备（16分）	环境	干净、整洁、安全、温湿度适宜	4		
	操作者	着装整齐、洗手	4		
	幼儿	评估年龄、进餐习惯、进餐环境，心理状况	4		
	物品	儿童餐椅、儿童餐具、围兜、餐巾纸、抹布、垃圾桶、手消毒剂、笔、记录本等	4		
操作方法（45分）	进餐前准备	幼儿洗净双手、围好围兜	5		
	进餐指导	①进餐姿势：餐椅高度合适，双脚平放，身体坐正稍前倾，不向左右倾斜、不佝背，前臂自然放在餐桌边缘	6		
		②端碗姿势：一手扶碗固定位置，另一手握勺。若需端起则应双手端碗	5		
		③学习用勺：操作者用一勺示范，幼儿用另一勺模仿；不限制左右手；握住勺柄，勺子凹陷处朝上盛食物，举至嘴边，看着食物张口进食	6		
		④细嚼慢咽：每一口食物不宜过多，一口咽下再吃一口。用门牙切碎食物，两侧牙齿轮流咀嚼	6		
		⑤三个适宜：进食时间适宜，20~30分钟；进餐速度适宜，不催促、不比赛；进餐总量适宜，不挑食不偏食	6		
		⑥遵守餐桌礼仪：长辈先入座，不乱翻菜，不独占美食，不面向餐桌、咳嗽，不敲碗筷等	6		
	进餐后	协助清洁卫生：擦嘴、漱口、餐具归位	5		
操作后处理（15分）	安排幼儿休息		5		
	和家长沟通，指导家长帮助幼儿养成良好进餐习惯		5		
	整理用物，洗手，记录幼儿进餐情况		5		
整体评价（20分）	着装整齐规范，沉着冷静		5		
	操作过程中，态度亲切，关爱幼儿，及时给予鼓励		5		
	操作规范，动作熟练轻柔，指导幼儿正确顺利完成进餐		5		
	与幼儿及家长沟通有效，取得合作		5		
合计			100		

项目十二　指导幼儿如厕

情境导入

丁丁，男，2岁半，平时由奶奶照看，仍穿纸尿裤，不能独立大小便。考虑到丁丁即将上幼儿园，家长咨询托育机构老师如何训练幼儿如厕。

【工作任务】

1.请你评估丁丁如厕的现状。

2.如何指导丁丁如厕？

3.请对家长进行幼儿如厕的正确指导。

学习目标

素质目标　1.提升与幼儿及家长进行良好沟通的能力。

2.对幼儿具有爱心、耐心、细心、责任心。

知识目标　1.列举影响幼儿如厕的因素。

2.识别幼儿如厕训练的时机。

能力目标　1.能熟练对幼儿进行如厕指导。

2.能指导家长正确训练幼儿如厕。

3.能正确处理幼儿如厕训练中出现的各种问题。

【知识储备】

1.幼儿如厕的准备情况　幼儿18~24个月开始能自主控制尿道和肛门括约肌；认知上能够发出排便信号，如模仿成人如厕的姿势、口头表达、两腿夹紧、全身用力脸色憋红等。

2.正确对待幼儿如厕中出现的问题　态度和蔼、温和，有耐心；保护幼儿的自尊心，不责备、不惩罚幼儿；不强迫幼儿如厕；若幼儿成功排便应及时表扬，增强其信心。

3.培养幼儿良好的如厕习惯 ①定时如厕（时间选择可以是进餐后或任何幼儿可能大便的时间）；②定点如厕（便盆专用、地点固定）；③专心如厕（排便过程中不玩玩具、不吃东西等）；④独立如厕（不依赖纸尿裤、独立坐在便盆上、学会脱裤子）；⑤如厕卫生（有清洁肛门意识、冲洗便盆意识，使用马桶后冲水、便后洗手）。

【操作前准备】

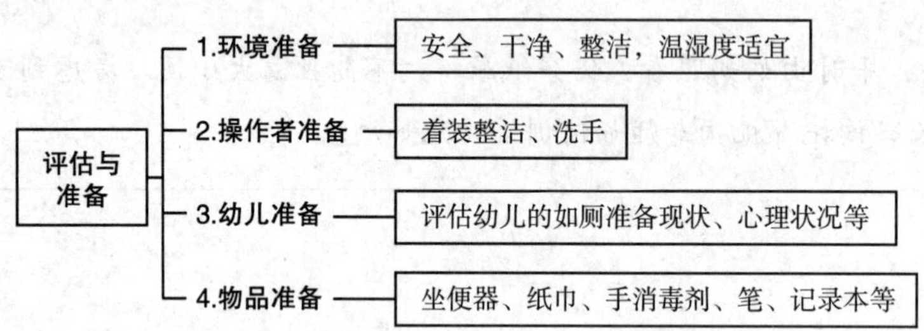

【操作方法】

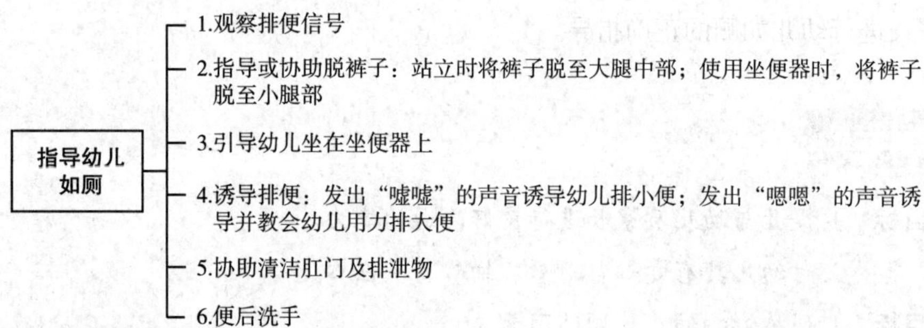

【操作后处理】

1.安排幼儿休息。

2.和家长沟通，针对幼儿情况给予指导。

3.整理用物，洗手，记录幼儿的如厕情况。

【整体评价】

1.着装整齐规范，态度和蔼。

2.操作规范，动作熟练且轻柔，能正确指导幼儿如厕。

3.操作过程中，注意保护幼儿的隐私及自尊心。

4.和家长有效沟通，取得配合。

【注意事项】

1.对待幼儿如厕持鼓励态度，不责备，不强迫，时间不宜过长，如厕要专心。

2.注重培养幼儿良好的如厕习惯。

【过关测验】

1.训练幼儿如厕的关键时期是（　　）

A. 6~12个月　　B. 12~24个月

C. 18~24个月　　D. 24~36个月

E. 18~36个月

2.幼儿如厕准备不足有以下哪项表现（　　）

A.模仿成人如厕的姿势　　B.发出排便信号

C.能表达大小便　　D.学会自己脱裤子

E.不愿使用坐便器

3.诱导幼儿如厕的措施包括（　　）

A.发出“嘘嘘”的声音诱导幼儿排小便

B.发出“嗯嗯”的声音诱导幼儿排大便

C.把水龙头打开发出“哗哗”的声音

D.延长幼儿如厕时间

E.强迫幼儿使用坐便器

4.培养幼儿良好的如厕习惯包括（　　）

A.定时如厕　　B.定点如厕

C.固定的坐便器　　D.便后洗手

E.为使幼儿安静坐在坐便器上可让其玩玩具

5.关于指导幼儿如厕的说法，以下正确的是（　　）

A.不强迫如厕　　B.不责备、不惩罚幼儿

C.尽早训练如厕　　D.保护幼儿自尊心

E.催促幼儿如厕

【想一想】

末末，2岁，奶奶为训练其如厕，利用玩具诱导他长时间、不定时地坐在坐便器上；当末末尿裤子时则会训斥、打骂末末。

1.请你想一想末末奶奶的做法对吗？

2.应如何有针对性地训练末末如厕？

附：指导幼儿如厕考核标准与评价表

指导幼儿如厕考核标准与评价表

姓名：　　　　　　学号：　　　　　　班级：　　　　　　分数：

项目	考核评价要点		分值	扣分	得分
目的（4分）	能正确并顺利指导幼儿如厕		4		
操作前准备（16分）	环境	安全、干净、整洁、温湿度适宜	4		
	操作者	着装整齐，洗手	4		
	幼儿	评估幼儿的如厕准备现状、心理状况等	4		
	物品	准备齐全	4		
操作方法（45分）	1.观察排便信号		8		
	2.指导或协助脱裤子：站立时将裤子脱至大腿中部；使用坐便器时，将裤子脱至小腿部		8		
	3.引导幼儿坐在坐便器上		8		
	4.诱导排便：发出“嘘嘘”的声音诱导幼儿排小便；发出“嗯嗯”的声音诱导并教会幼儿用力排大便		8		
	5.协助清洁肛门及排泄物		8		
	6.便后洗手		5		
操作后处理（15分）	安排幼儿休息		5		
	和家长沟通，针对幼儿情况给予指导		5		
	整理用物，洗手，记录幼儿的如厕情况		5		
整体评价（20分）	着装整齐规范，态度和蔼		5		
	操作规范，动作熟练且轻柔，能正确指导幼儿如厕		5		
	操作过程中，注意保护幼儿的隐私及自尊心		5		
	和家长有效沟通，取得配合		5		
合计			100		

项目十三　儿童推车的使用

情境导入

文文，女，9个月，现不会走路，为方便出行，妈妈欲购买一辆儿童推车。

【工作任务】

1.请你指导家长选择合适的儿童推车。

2.请你指导家长正确使用儿童推车。

学习目标

素质目标　1.提升与家长进行良好沟通的能力。

2.树立安全意识。

知识目标　1.说出儿童推车的种类。

2.总结儿童推车使用安全注意事项。

能力目标　1.能正确并熟练使用儿童推车。

2.能指导家长检查儿童推车的安全性。

【知识储备】

1.儿童推车的种类：①坐卧两用的儿童推车（又分为大轮高车，适用于0~12个月；②中轮适中高度车，适用12~30个月）；③仅坐轻便型儿童推车（适用于30~36个月）。

2.检查推车的安全性：①螺母、车身接合处是否松动；②轮闸刹车是否灵活有效；③躺椅是否灵活可调节；④安全带及其扣子是否完好灵活。

3.推车使用的步骤：检、放、行、停。

【操作前准备】

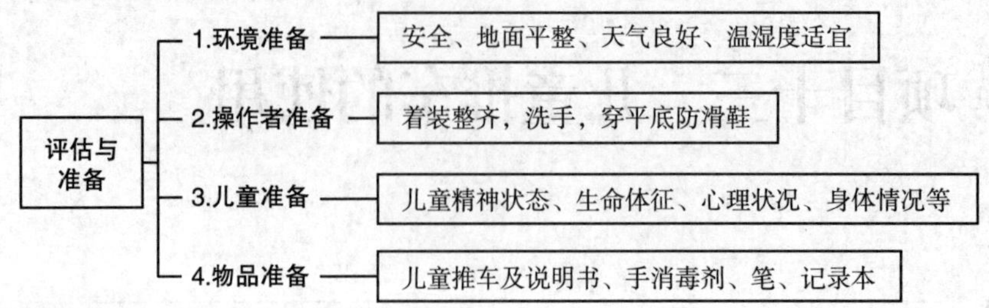

【操作方法】

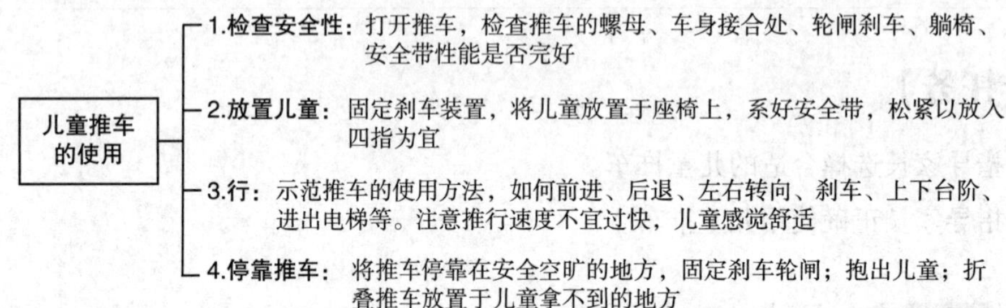

【操作后处理】

1.安排儿童休息。

2.和家长沟通，告知家长儿童推车使用的注意事项。

3.整理用物，洗手，记录儿童推车的使用情况。

【整体评价】

1.着装整齐规范。

2.操作规范，动作熟练且轻柔，正确使用儿童推车。

3.操作过程中，注意保护儿童安全、关爱儿童。

4.能正确选择合适的儿童推车。

【注意事项】

1.推车速度适中，安全带松紧适宜。

2.使用推车时，注意儿童安全，专人看护，不可将儿童单独留在车内，儿童不可站立于车内。

3.推车过程中注意路面的平整，不在沙坑、水泥地上行走，以免车轮受影响；上下台阶或越过障碍时，应将儿童抱起，请人协助拎车。

4.下雨天或下雪天地面结冰不宜使用推车。

5.停放需确认推车已固定，不过分依赖刹车功能。

【过关测验】

1.乐乐，15个月，出行时应选用哪种推车（　　）

A.大轮高车　　B.中轮适中高度车

C.小型轻便推车　　D.学步车

E.电动车

2.检查儿童推车的安全性不包括（　　）

A.螺母、车身接合处是否松动

B.轮闸刹车是否灵活有效

C.躺椅是否灵活可调节

D.推车是否美观

E.安全带及其扣子是否完好灵活

3.使用儿童推车时，安全带的松紧度应以（　　）

A.能放置一指为宜　　B.能放置两指为宜

C.能放置三指为宜　　D.能放置四指为宜

E.能放置一拳为宜

4.使用儿童推车的注意事项有哪些（　　）

A.不离开婴幼儿

B.不让婴幼儿站立于车椅上

C.不在沙坑、水泥地上行走

D.上下台阶或越过障碍时，应将婴幼儿和推车一起提起

E.不过分依赖刹车功能

【想一想】

东东，13个月，妈妈使用儿童推车带东东出行时，遇到一个台阶，为了方便快捷，妈妈将东东与车一起提起走上台阶。

1.想一想妈妈的做法对吗?

2.使用儿童推车时应注意哪些安全事项?

附：儿童推车的使用考核标准与评价表

儿童推车的使用考核标准与评价表

姓名：　　学号：　　班级：　　分数：

项目	考核评价要点		分值	扣分	得分
目的（4分）	选择合适的儿童推车并能熟练操作		4		
操作前准备（16分）	环境	安全、地面平整、天气良好、温湿度适宜	4		
	操作者	着装整洁、洗手、穿平底防滑鞋	4		
	儿童	评估儿童的精神状态、生命体征、心理状况、身体情况等	4		
	物品	准备齐全	4		
操作方法（45分）	1.检查安全性：打开推车，检查推车的螺母、车身接合处、轮闸刹车、躺椅、安全带性能是否完好		10		
	2.放置儿童：固定刹车装置，将儿童放置于座椅上，系好安全带，松紧以放入四指为宜		10		
	3.示范推车的使用方法：示范推车前进、后退、左右转向、刹车、上下台阶、进出电梯等使用方法。注意推行速度不宜过快，儿童感觉舒适		15		
	4.停靠推车：将推车停靠在安全空旷的地方，固定刹车轮闸；抱出儿童；折叠推车放置于儿童拿不到的地方		10		
操作后处理（15分）	安排儿童休息		5		
	和家长沟通，告知家长儿童推车使用的注意事项		5		
	整理用物，洗手，记录儿童推车的使用情况		5		
整体评价（20分）	着装整齐规范		5		
	操作规范，动作熟练且轻柔，正确使用儿童推车		5		
	操作过程中，注意保护儿童安全、关爱儿童		5		
	能正确选择合适的儿童推车		5		
合计			100		

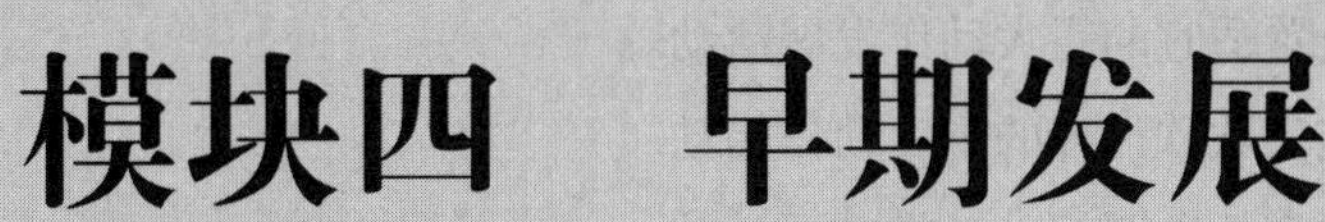

模块四　早期发展

项目一　粗大动作发展活动的设计与实施

情境导入

31个月的欣欣是个安静的小女孩，每次来到托育机构，参与集体活动积极性不高，粗大动作钻、跳发展稍慢，如不能双脚离地连续跳跃、钻爬动作不连贯。

【工作任务】

1. 请问欣欣的粗大动作发展处于什么水平？
2. 请为欣欣设置适宜的粗大动作发展活动。
3. 请开展实施为欣欣设计的粗大动作运动。
4. 请指导欣欣家长参与粗大动作亲子活动。

学习目标

素质目标　1. 在活动中关注婴幼儿情绪，具有爱心、耐心和责任心。
2. 树立科学的教育观，关注婴幼儿动作发展的个体差异。

知识目标　1. 总结粗大动作的发展规律和意义。
2. 概述粗大动作发展的目标和内容。

能力目标　1. 能为31~36月龄婴幼儿设计粗大动作发展活动方案。
2. 能为31~36月龄婴幼儿实施粗大动作发展活动。
3. 能正确指导家长一起参与粗大动作亲子活动。

【知识储备】

1. 教学活动设计包括　活动主题、活动目标、活动准备、活动过程、活动延伸。

2. 婴幼儿粗大运动发展的一般规律　从上到下、由近到远、从泛化到集中、从分离到协调、先正后反。

3.粗大动作的发展意义

（1）粗大动作发展是婴幼儿大脑成熟的一项重要指标。

（2）粗大动作训练可以促进婴幼儿大脑发育的协调性。

（3）婴幼儿粗大动作的发展有利于平衡感的建立。

4.粗大动作发展的目标 学会抬头、翻身；学会四肢协调爬行；学会直立和行走；学会跑；学会跳跃；学会攀登；学会玩球类游戏。

5.粗大动作发展的内容

（1）0~6个月为原始反射支配时期，以移动运动为主，包括仰卧、侧卧、俯卧、翻身、蠕行、抱坐、扶坐等。

（2）7~12个月为步行前时期，仍然以移动运动为主，包括独坐、爬行、扶站、姿势转换、花样爬、扶走等。

（3）13~18个月为步行时期，以行走平衡感发展为主，包括站立、独立走、攀登、掌握平衡等。

（4）19~36个月为基础运动技能时期，以技能运动为主，包括跑、跳、投掷、单脚站立、翻滚、走平衡木、抛物接物、玩运动器械等。

31~36月龄粗大动作活动设计与实施——《小花猫》

【活动目标】

1.锻炼双脚离地连续跳跃，发展腿部力量。

2.在运球过程中能连续跑10m，提高身体协调能力。

3.感受儿歌的活泼与欢快，体验亲子互动游戏的乐趣。

【活动前准备】

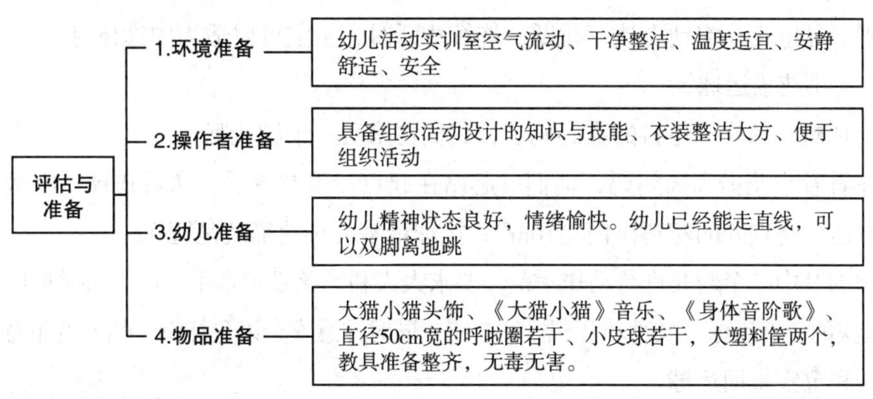

【活动设计】

31~36月龄粗大动作活动《小花猫》活动设计

一、导入部分

1.走线，播放音乐《大猫小猫》

师：请宝宝在前、家长在后踩到这条线上，随着音乐的节奏模仿小花猫静悄悄地走路动作，一起来走蒙氏线吧。准备好了吗？我们要出发了!（模仿小花猫走路）

师：走线结束，请家长和宝宝像我一样轻轻地坐回原位休息一下吧。

2.问好

师：听，到了问好的时间了，老师对宝宝说“宝宝、宝宝上午好！”宝宝应该对老师说什么呀？“老师、老师上午好！”下面宝宝和老师说一遍。（一起问好、个别问好）

3.引入

教师出示小花猫头饰：“这是什么呀？今天我扮演大花猫，宝宝扮小花猫。小花猫宝宝!我带你们一起玩游戏，我看哪只小花猫最聪明、最能干，好吗？我们开着车子走吧。”

二、主体部分

1.热身运动

教师放《洋娃娃和小熊跳舞》的音乐带领幼儿做走、跑、跳动作，活动身体的各个部分。

2.活动一《小花猫找妈妈》

（1）教师介绍玩法：地上连续直线摆放6个直径50cm的呼啦圈，幼儿站在起点，妈妈站在对面终点，让幼儿学小花猫双脚连续跳过呼啦圈，到达终点找到各自的妈妈。

（2）教师示范玩法：老师组织宝宝学猫跳，示范跳跃的动作要领，双脚并拢，双手随意摆动往前跳，提醒宝宝注意脚不要踩到呼啦圈，以防摔倒。

（3）组织亲子玩耍：请家长站在终点，迎接幼儿。

（4）教师巡回指导：特别针对个别幼儿，指出动作要领，并指导纠正。如果宝宝害怕跳圈，家长则引导宝宝在空地上连续跳跃。连续跳跃时，宝宝可以适当中途休息。

3.活动二《小花猫运球》

师：宝宝真棒，都找到各自的猫妈妈了，我们再来玩一个游戏吧！

（1）现在看看小花猫和猫妈妈，他们一起站在起点，手拉着手，拿着皮球，在规定的时间内，把球运到终点处的塑料筐内（10m），运球最多的小花猫就是冠军。

（2）教师与其中一个幼儿进行动作示范，要求大人和小孩必须牵手，两人必须同时握住小皮球，以最快的速度运球，鼓励幼儿积极往前跑，同时注意安全以免摔倒，培养竞争意识。

（3）家长和宝宝来回运球。

（4）教师巡回指导，并注意个别幼儿的特别指导，在活动中，提醒幼儿注意安全，不要拥挤，注意手脚并用，并对表现优秀的幼儿给予及时的表扬。

三、结束部分

1.教具归类：游戏结束，教师引导幼儿共同整理玩具，并归类，养成良好的习惯。

师：小朋友，我们今天的活动到此结束，我们玩了小花猫找妈妈，小花猫运球，大家都玩得很开心。现在请各位小猫宝宝把玩教具送回家，哪里拿的放回哪里去。

2.放松环节：律动操《身体音阶歌》

师：小朋友，我们来动动身体，做放松，跟老师一起来做《身体音阶歌》的律动操吧！

3.总结评价：结束后及时记录和进行课堂反馈，在活动中是否尊重了幼儿的自主性。

4.告别环节：播放音乐，引导幼儿跟其他宝宝拥抱告别。根据家长和幼儿表现，进行指导。记录宝宝的表现并进行评估。

5.活动延伸：教师向家长、幼儿布置课后延伸任务。课后家长跟宝宝们回去继续练习跑、双脚连续跳和律动操《身体音阶歌》，下次集体分享课后延伸活动成果。

【活动实施】

31~36月龄粗大动作活动《小花猫》活动实施

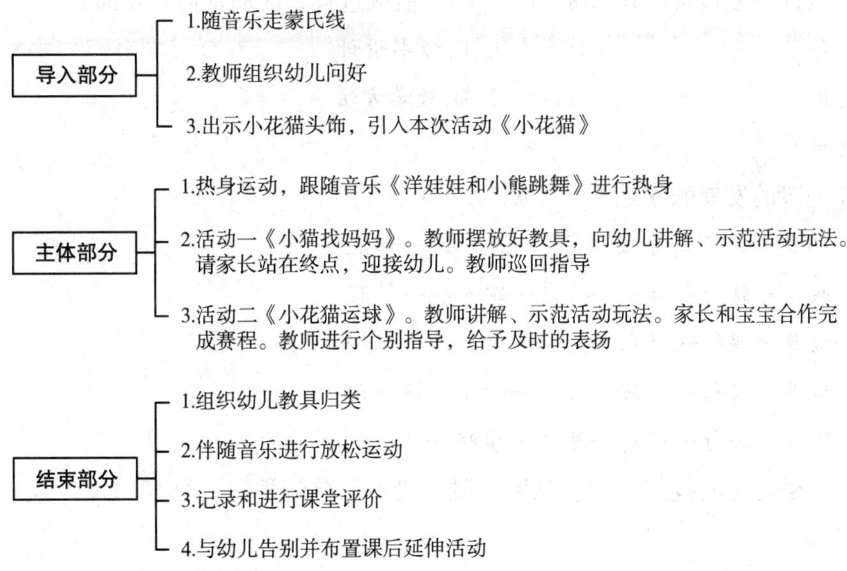

【活动后处理】

1.与家长沟通幼儿表现，进行个性情况评估，进行现场指导。

2.教具归类归位、洗手、喝水。

3.记录幼儿课堂活动表现进行活动反思。

【整体评价】

1. 着装规范，亲切大方，关爱幼儿。

2. 规范流畅完成领域活动的展示。

3. 指导家长有效开展粗大动作领域活动。

【注意事项】

1. 教学设计思路清晰、教学环节包含导入部分、主体部分、结束部分，环节过渡自然，时间分配合理。教育内容符合婴幼儿年龄特点，具有一定的趣味性和教育性。

2. 领域活动适合幼儿年龄特征，操作时动作规范，难度与容量适度，紧扣活动教育目标。

3. 与家长、幼儿有良好的互动，能给予及时的肯定和鼓励，有安全意识。

【过关测验】

1. 婴幼儿粗大运动的一般发展规律不包括（　　）

A. 从上到下　　B. 从快到慢

C. 从泛化到集中　　D. 由近到远

E. 先正后反

2. 教育活动设计一般包含活动目标、（　　）、活成过程、活动延伸等几部分

A. 活动准备　　B. 板书设计

C. 教材选用　　D. 教学方法

E. 活动反思

3. 粗大动作一般的发展顺序是（　　）

A. 抬头—翻身—爬行—直立—行走—跑—跳—攀爬

B. 抬头—爬行—翻身—直立—行走—跑—跳—攀爬

C. 抬头—翻身—爬行—直立—行走—跳—跑—攀爬

D. 抬头—翻身—爬行—攀爬—直立—行走—跑—跳

E. 抬头—翻身—爬行—行走—直立—攀爬—跳—跑

4. 19~36个月婴幼儿的技能运动包括跑、跳、投掷、单脚站立、翻滚、（　　）、抛物接物、运动器械等

A. 走　　B. 钻

C. 爬　　D. 走平衡木

E. 翻滚

5. 13~18个月为（　　），以行走平衡感发展为主，包括站立、独立走、攀登、掌握平衡等

A. 步行前时期　　B. 原始反射支配时期

C.步行时期　　　　D.基础运动技能时期

E.攀爬时期

【想一想】

1.20个月的笑笑每次都是由奶奶带来亲子园参加活动，父母上班比较忙。老师发现笑笑存在两个问题。第一，与同龄人相比，笑笑的粗大动作发展稍慢，如不会扔球、走路经常摔跤，下蹲后不能站起。第二，活动中奶奶经常包办代替。面对笑笑的发展表现和奶奶的教养行为，请为笑笑设计一个包含走、蹲两个基本动作的活动设计（包含活动名称、活动准备、活动过程、活动延伸），并有效指导奶奶开展活动。

2.请你利用玩具“大龙球”为18~24月龄幼儿设计和实施粗大动作活动。

附：粗大动作发展活动的设计与实施操作考核标准与评价表

粗大动作发展活动的设计与实施操作考核标准与评价表

姓名：　　　　学号：　　　　班级：　　　　分数：

项目	考核评价要点		分值	扣分	得分
目标（5分）	能准确口述活动目标、组织领域活动		5		
活动前准备（10分）	环境	正确评估环境，创设适宜活动环境	2		
	操作者	仪容仪表、普通话标准等	4		
	幼儿	经验准备、精神状态良好、情绪良好	2		
	物品	准备齐全，干净、无毒、无害	2		
活动设计（25分）	精准把握教学活动要求，思路清晰，设计合理，内容完整，过渡自然		20		
	恰当选择教学方法，给予适宜指导		5		
活动实施（40分）	交流沟通	与婴幼儿家长沟通良好	2		
		教师与家长一起组织领域活动	2		
	导入部分	带领婴幼儿和家长走线	4		
		组织婴幼儿课前问好	4		
	主体部分	导入新课，明确教学目标	4		
		有效组织领域活动	20		
	结束部分	组织婴幼儿进行放松活动，布置课后延伸任务并告别	4		
活动后处理（10分）	与家长沟通幼儿表现，进行个性情况评估，进行现场指导		3		
	教具归类归位、洗手、喝水		3		
	记录幼儿课堂活动表现进行活动反思		4		
整体评价（10分）	着装规范，亲切大方，关爱幼儿		3		
	规范流畅完成领域活动的展示		3		
	指导家长有效开展粗大动作领域活动，不超过20分钟		4		
合计			100		

项目二　精细动作发展活动的设计与实施

情境导入

32个月的辉辉，在家比较活泼，说话也是个大嗓门，喜欢活动，经常上蹿下跳地独自玩耍。可是，在托育机构开展活动的时候，精细动作拧、扭发展稍慢，如不会转动门把手、不能顺利旋开瓶盖取物。

【工作任务】

1. 请问辉辉的精细动作发展处于什么水平？
2. 请为辉辉设置适宜的精细动作发展活动。
3. 请开展实施为辉辉设计的精细活动。
4. 请指导辉辉家长参与精细动作亲子活动。

学习目标

素养目标　1. 在活动中关注婴幼儿情绪，具有爱心、耐心和责任心。

2. 树立科学的教育观，关注婴幼儿动作发展的个体差异。

知识目标　1. 总结精细动作的涵义和意义。

2. 描述精细动作发展规律和内容。

能力目标　1. 能为31~36月龄婴幼儿设计精细动作发展活动方案。

2. 能为31~36月龄婴幼儿实施精细动作发展活动。

3. 能正确指导家长一起参与精细动作亲子活动。

【知识储备】

1. 精细动作　由小型肌肉或肌肉群运动而产生的动作，主要涉及手部肌肉，可分为手指的动作、手眼协调能力、双手协作能力、手腕灵活和稳定、抓握力量等五方面，具体包括握、捏、托、扭、拧、撕、推、抓、刮、拨、叩、压、弹、挖、鼓掌、夹、穿、抹、拍、摇、绕等动作。

2.精细动作的发展意义

（1）精细动作可以刺激大脑发育。

（2）精细动作让孩子玩具玩得更顺畅。

（3）精细动作让孩子更有自信。

3.精细动作发展规律 婴幼儿的精细肌肉发育稍晚于大肌肉，婴幼儿动作的发展顺序是由头部向下肢、由身体的中心向四肢发展。以上肢的动作发展为例，是从肩部到肘部、腕部，最后到手指。精细肌肉动作发展尚未达到熟练阶段的婴幼儿，精细动作的活动会受到一定的限制。婴幼儿精细动作的发展主要以手部的动作发展为主。

4.精细动作发展的具体内容 见图4-2-1。

顺序	动作项目名称	达年到年龄（月）	顺序	动作项目名称	达年到年龄（月）
1	抓住不放	4.7	11	堆1寸立方积木6~14块	23
2	能抓住面前的玩具	6.1	12	用匙稍外溢	24.1
3	能用拇指示指拿	6.4	13	脱鞋袜	26.2
4	能松手	7.5	14	串珠	27.8
5	传递（倒手）	7.6	15	折纸长方形近似	29.2
6	能拿起面前的玩具	7.9	16	独自用匙好	29.3
7	从瓶中倒出小球	10.1	17	画横线近似	29.5
8	堆1寸立方积木2~5块	15.4	18	一手端碗	30.1
9	用匙外溢	18.6	19	折纸正方形近似	31.5
10	用双手端碗	21.6	20	画圆形近似	32.1

（表格来源：李惠桐.三岁前儿童的动作发展【M】//许政援，等.儿童发展心理学教学参考资料.）

图4-2-1 0~36个月婴幼儿（手部）精细动作发展的具体内容

31~36月龄精细动作活动设计与实施——《有趣的小刺猬》

【活动目标】

1.发展幼儿撕、贴等精细动作，提高宝宝手指灵活性。

2.知道刺猬的名字和主要特征。

3.让幼儿感受与爸爸妈妈一起动手带来的乐趣。

【活动前准备】

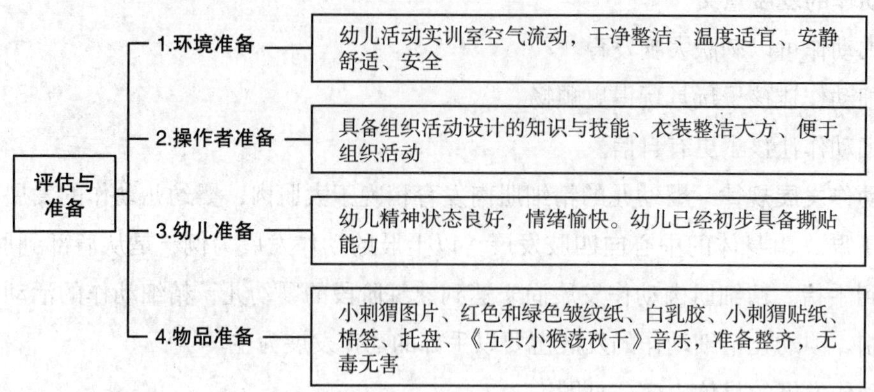

【活动设计】

31~36月龄精细动作活动《有趣的小刺猬》活动设计

一、导入部分

1.走线，播放音乐《王老先生有块田》

师：请宝宝在前、家长在后踩到这条线上，随着音乐的节奏模仿老师的动作，欢迎家长和宝宝一起去王老先生的农场游玩吧，准备好了吗？我们要出发了！（随音乐做各种小动物的动作）

师：我们游玩了王老先生的农场，请家长和宝宝像我一样轻轻地坐回原位休息一下吧！

2.问好

师：听，到了问好的时间了，老师对宝宝说“宝宝、宝宝上午好！”宝宝应该对老师说什么呀？“老师、老师上午好！”下面宝宝和老师说一遍。（一起问好、个别问好）

3.导入

师：今天除了我们小朋友来到这里，还有一种小动物也来了，你们看看，它是谁？猜一猜谜语。

二、主体部分

1.热身运动

教师播放音乐《神奇的手指》，带领幼儿做手指操游戏，活动十个手指头。

2.活动一《认识新朋友》

（1）猜谜语

师：嘴尖尾短似个球，长短针儿浑身有，请大家猜一种小动物。

教师出示卡片，引导家长和幼儿回答，引出今天活动的主角——小刺猬。

师：小朋友们真聪明，都知道这是小刺猬。那小刺猬又有什么样的特征啊？

（2）引导家长和幼儿回答，小刺猬浑身都是刺，硬硬的。

师：对了，它是小刺猬，身子长着尖尖的硬硬的刺，遇到危险的时候会卷成球。

（3）请小朋友来老师这里撕一只小刺猬贴纸，跟妈妈介绍你的新朋友，然后把小贴纸送给妈妈吧。

（4）老师巡回指导，注意个别幼儿的特别指导，在活动中，提醒幼儿撕贴纸正确的方法，并对表现优秀的幼儿给予及时表扬。

3.活动二《小刺猬背果子》

师：小刺猬肚子饿了，怎么办？它想摘些果子带回家，我们一起弄些小果子，让刺猬背回家吧。

（1）教师发给每个家庭一张画有小刺猬的A4纸，红、绿两种颜色的皱纹纸条各五条。

（2）老师示范将皱纹纸揉成小团，用棉签蘸白乳胶涂小刺猬身上。教师说明操作要求，请宝宝在装饰的时候，需要老师帮忙的小朋友把你们的小手举高。老师请家长引导宝宝用手将皱纹纸条团成小纸球，然后粘在“小刺猬”身上，为小刺猬背果子。

（3）教师请每个小朋友跟家长完成一幅作品。指导家长幼儿进行操作，巡回指导，注意个别幼儿的指导，在活动中，提醒幼儿粘贴正确方法，并对表现优秀的幼儿给予及时表扬。

（4）成果分享。

师：小朋友们真棒，小刺猬身上都背满了果子，小刺猬说“谢谢你！”现在请制作好的小朋友一起来分享你的作品小刺猬背果子，数一数有几个果子。

三、结束部分

1.玩具归类：游戏结束，教师引导幼儿共同整理玩具，并归类，养成良好的习惯。

师：小朋友，我们今天的活动到此结束，我们今天给小刺猬贴了果子，小刺猬开开心心回家了，现在请小朋友把教具送回家，哪里拿的放回哪里去。

2.放松环节：手指操《五只小猴荡秋千》

师：小朋友，我们来动动小手指，跟老师一起来做《五只小猴荡秋千》的手指操吧。

3.总结评价：结束后及时记录和进行课堂反馈，在活动中是否尊重了幼儿的自主性。

4.告别环节：播放音乐，引导幼儿跟其他宝宝拥抱告别。根据家长和幼儿表现，并进行指导，记录宝宝的表现并进行评估。

5.延伸环节：课后家长跟宝宝们回去继续完成粘贴画《我的小乌龟》，下次回来把粘贴画跟其他小朋友介绍。

【活动实施】

31~36月龄精细动作活动《有趣的小刺猬》活动实施

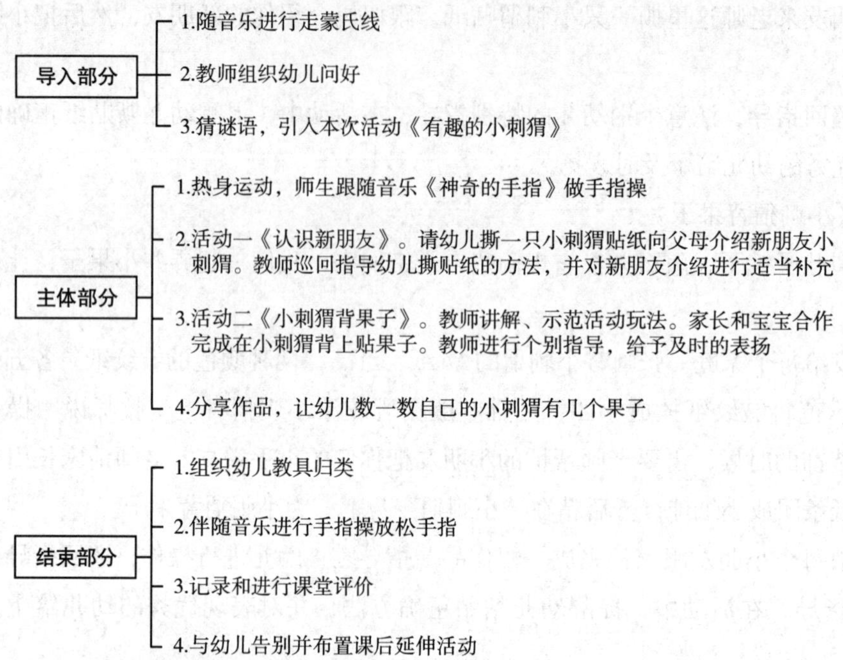

【活动后处理】

1. 与家长沟通幼儿表现，进行个性情况评估，进行现场指导。
2. 教具归类归位、洗手、喝水。
3. 记录幼儿课堂活动表现进行活动反思。

【整体评价】

1. 着装规范，亲切大方，关爱幼儿。
2. 规范流畅完成领域活动的展示。
3. 指导家长有效开展精细动作领域活动。

【注意事项】

1. 教学设计思路清晰、教学环节包含导入部分、主体部分、结束部分，环节过渡自然，时间分配合理。教育内容符合婴幼儿年龄特点，具有一定的趣味性和教育性。

2. 领域活动适合幼儿年龄特征，操作时动作规范，难度与容量适度，紧扣活动教育目标。

3. 与家长、幼儿有良好的互动，能给予及时的肯定和鼓励，有安全意识。

【过关测验】

1. 精细动作主要涉及手部肌肉，可分为手指的动作、手眼协调能力、双手协作能力、手腕灵活和稳定、(　　) 等五方面

A. 口眼协调　　B. 抓握力量

C. 手脚同步　　D. 单手力量

E. 手脚协调

2. 婴幼儿精细动作的发展主要以 (　　) 的动作发展为主

A. 手部　　B. 脚部

C. 眼睛　　D. 四肢

E. 口部

3. 精细动作包括 (　　)

A. 握、捏、托、扭、拧、撕、推、抓、刮等

B. 握、走、托、扭、拧、撕、推、抓、刮等

C. 握、捏、托、扭、爬、撕、推、抓、刮等

D. 握、捏、托、扭、拧、撕、推、抓、钻等

E. 握、捏、推、托、扭、爬、撕、抓、刮等

4. (　　) 个月婴幼儿刚能堆约2~5块1寸立方积木

A. 10　　B. 6

C. 15　　D. 34

E. 28

5. (　　) 个月婴幼儿刚能独立脱鞋袜

A. 12　　B. 18

C. 26　　D. 36

E. 6

【想一想】

1. 在一次主题为《盖瓶盖》亲子活动中，亲子园老师发现12个月的彤彤拿到材料后的第一反应是拿起瓶子、瓶盖反复看，再拿起瓶子做喝水的动作。在老师的引导下，彤彤拿起瓶子在地上敲发出响声，并重复多次。老师发现彤彤存在两个问题。第一，与同龄人相比，彤彤不会想到把盖子往瓶子上拧。第二，喜欢在旁边观看别人活动，如果没有成人的引导会失去探索的兴趣。面对彤彤行为，请您设计一个以“瓶盖”为材料的精细活动设计

（包含活动名称、活动准备、活动过程、活动延伸），并有效指导形彤开展活动。

2. 请你利用玩具“豆子”为13~18个月幼儿设计和实施精细动作活动。

附：精细动作发展活动的设计与实施操作考核标准与评价表

精细动作发展活动的设计与实施操作考核标准与评价表

姓名：　　学号：　　班级：　　分数：

项目	考核评价要点		分值	扣分	得分
目标（5分）	能准确口述活动目标、组织领域活动		5		
活动前准备（10分）	环境	正确评估环境，创设适宜活动环境	2		
	操作者	仪容仪表、普通话标准等	4		
	幼儿	经验准备、精神状态良好、情绪良好	2		
	物品	准备齐全，干净、无毒、无害	2		
活动设计（25分）	精准把握教学活动要求，思路清晰，设计合理，内容完整，过渡自然		20		
	恰当选择教学方法，给予适宜指导		5		
活动实施（40分）	交流沟通	与婴幼儿家长沟通良好	2		
		教师与家长一起组织领域活动	2		
	导入部分	带领婴幼儿和家长走线	4		
		组织婴幼儿课前问好	4		
	主体部分	导入新课，明确教学目标	4		
		有效组织领域活动	20		
	结束部分	组织婴幼儿进行放松活动，布置课后延伸任务并告别	4		
活动后处理（10分）	与家长沟通幼儿表现，进行个性情况评估，进行现场指导		3		
	教具归类归位、洗手、喝水		3		
	记录幼儿课堂活动表现进行活动反思		4		
整体评价（10分）	着装规范，亲切大方，关爱幼儿		3		
	规范流畅完成领域活动的展示		3		
	指导家长有效开展精细动作领域活动，不超过20分钟		4		
合计			100		

项目三　语言发展活动的设计与实施

情境导入

涛涛和明明都是31个月的孩子，涛涛看到桌面上的面包，会指着面包和妈妈说："妈妈，涛涛吃包包。"明明还只会简单地叫"妈妈""爸爸"，其他话都是咿咿呀呀口齿不清。尤其近一个月他更是只字不说，就"啊、啊"地表达，完全用指手画脚代替了原就少得可怜的言语，想出门或上厕所，就用手拉家长，脾气还很大。看着同龄的小朋友语言表达流利，明明妈妈真是很焦急。

【工作任务】

1.请问明明的语言发展处于什么水平?

2.请为明明设置适宜的语言发展活动。

3.请指导明明家长参与语言发展亲子活动。

学习目标

素质目标 1.在活动中关注婴幼儿情绪，具有爱心、耐心和责任心。

2.树立科学的教育观，关注婴幼儿语言发展的个体差异。

知识目标 1.总结婴幼儿语言的发展规律。

2.描述婴幼儿语言发展的目标和内容。

能力目标 1.能为31~36月龄婴幼儿设计语言发展活动方案。

2.能为31~36月龄婴幼儿实施语言发展活动。

3.能正确指导家长一起参与语言亲子活动。

【知识储备】

1.婴幼儿语言发展的目标。

（1）创造一个自由、宽松的语言交往环境，鼓励、支持婴幼儿与家长、同伴、其他人的交流，提高语言交往能力。

（2）养成幼儿注意倾听的习惯，发展语言理解能力。

（3）鼓励婴幼儿大胆、清楚地表达自己的想法和感受。

（4）积极引导婴幼儿欣赏儿童文学作品的能力。

2.婴幼儿语言发展的一般规律，见表4-3-1。

表4-3-1 婴幼儿语言发展的一般规律

年龄	语言发展程度
出生到3月龄	简单发音阶段
4~8月龄	连续音节阶段
9~12月龄	学话萌芽阶段
12~18月龄	正式开始学话和单词阶段
18月龄到2岁	简单句阶段，掌握最初步的言语阶段
2~3岁	复合句子的发展，掌握最基本的言语阶段

3.幼儿语言教育的内容

（1）愿意、喜欢说本民族语言/方言、努力学会说普通话。

（2）谈话包括个别交谈和集体交谈，注意倾听并做出积极的应答。

（3）能用比较连贯的独白语言进行讲述。

（4）早期阅读，能注意看画面，倾听并对画面情节做出应答或讲述。

（5）欣赏文学作品，包括聆听文学作品，用动作、表情朗诵和表演文学作品。

4.婴幼儿语言教育的方法

（1）示范模仿法　示范语言要规范到位。

（2）视、听、讲结合法　“视”——成人提供具体形象的讲述对象，例如教“苹果”，可为婴幼儿提供苹果的图片和真实的苹果；“听”——成人用语言描述、启发、引导和示范，让婴幼儿充分地感知与领会。“讲”——婴幼儿在感知理解的基础上，创设宽松自由的环境让婴幼儿充分的表达。

（3）游戏法　游戏是婴幼儿最喜爱的活动，我们要尝试采用多种游戏方法，刺激婴幼儿的语言行为，达到提高婴幼儿语言能力的效果。例如在做角色游戏《爱心医院》和《百货商场》时，利用具体的问题引导婴幼儿的思维，“请问你哪里不舒服？”“我肚子痛……”“请问你要买什么？”“我要买……”等。

31~36月龄语言活动设计与实施——《布娃娃的家》

【活动目标】

1.仔细观察环境并大胆表述，感知布娃娃的家。

2.用完整的语句学说“我家有 × × ×”。

3.感受家的温馨，萌发爱家的情感。

【活动前准备】

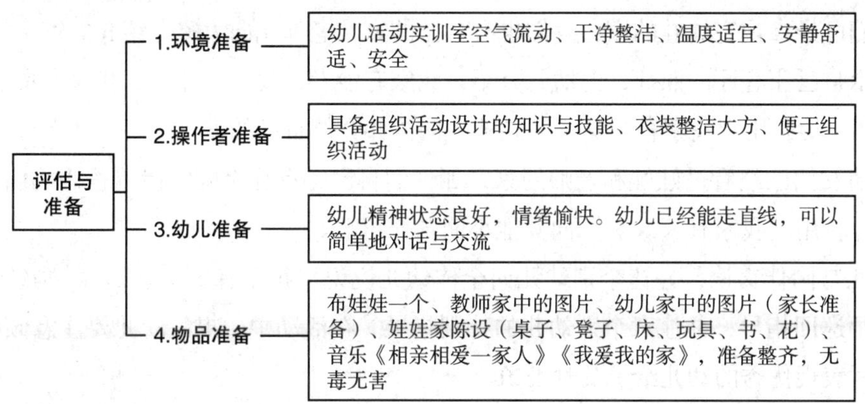

【活动设计】

31~36月龄语言活动《布娃娃的家》活动设计

一、导入部分

1.走线，播放音乐《相亲相爱一家人》

师：请小朋友在前、家长在后踩到这条线上，随着音乐的节奏我们一起走蒙氏线吧，准备好了吗？我们要出发了！

师：走线结束，请家长和小朋友像我一样轻轻地坐回原位休息一下吧。

2.问好

师：听，到了问好的时间了，老师对幼儿说“小朋友们上午好！”小朋友们应该对老师说什么呀？“老师、老师上午好！”下面小朋友们和老师说一遍。（一起问好、个别问好）

3.出示布娃娃：这是什么呀？布娃娃今天邀请我们去它家做客，我们看看娃娃家里有什么。现在请小朋友到娃娃家参观吧。

二、主体部分

1.活动一：幼儿参观娃娃家，与同伴自由交谈

引导幼儿互相看一看，说一说，娃娃家里有 ××× 自由交谈。教师提问："娃娃家好漂亮啊，小朋友们看到娃娃家有些什么？"

2.活动二：接龙游戏，用"娃娃家有 ×××"向家长表达

师：小朋友们已经到娃娃家参观了，可是我们的爸爸妈妈还没去过娃娃家，爸爸妈妈问你"娃娃家有什么？"请你这样向爸爸妈妈介绍娃娃家，娃娃家有 ×××。例如，娃娃家有玩具。现在请家长们问一问小朋友们，小朋友们可以接龙回答，娃娃家有 ×××。

小结：娃娃家有床、娃娃家有桌子、娃娃家有凳子、娃娃家有玩具、娃娃家有书、娃娃家有花。

3.活动三：教师用"我家有 ×××"句式，向幼儿介绍自己的家

师：我们已经参观完娃娃的家，我们也有自己的家，老师先向大家介绍我的家。

教师出示自己家客厅的照片，向幼儿介绍，我家有沙发、我家有杯子、我家有桌子。

4.活动四：幼儿用"我家有 ×××"句式，向同伴介绍自己的家

师：小朋友们已经看过娃娃和老师的家，那你们自己家有什么呢？请爸爸妈妈们拿出你们家的图片，用"我家有 ×××"向其他小朋友介绍吧。

引导幼儿与同伴交谈，并让个别幼儿向全体幼儿说说"我家有 ×××"。鼓励幼儿大胆表达，教师巡回指导，并注意个别幼儿的特别指导。在活动中，提醒幼儿要注意倾听同伴讲话，并对表现优秀的幼儿给予及时表扬。

三、结束部分

1.教具归类：活动结束，教师引导幼儿共同整理玩教具，并归类，养成良好的习惯。

师：小朋友，我们今天的活动到此结束，我们参观了布娃娃的家，还通过图片认识了很多小朋友的家，大家都玩得很开心。现在请小朋友们把布娃娃家里的东西收拾好，哪里拿的放回哪里去。

2.放松环节：律动操《我爱我的家》

师：小朋友，我们来动动身体，做放松，跟老师一起来做《我爱我的家》的律动操吧。

3.总结评价：结束后及时记录和进行课堂反馈，在活动中是否尊重了幼儿的自主性。

4.告别环节：播放音乐，引导幼儿跟其他幼儿拥抱告别。根据家长和幼儿表现，进行指导。记录幼儿的表现并进行评估。

5.活动延伸：课后家长跟幼儿回去继续练习"我家有 ×××"的句式表达。教师向家长、幼儿布置课后延伸任务"我们活动室里有 ×××"。下次课集体分享课后延伸活动成果。

【活动实施】

31~36月龄语言活动《布娃娃的家》活动实施

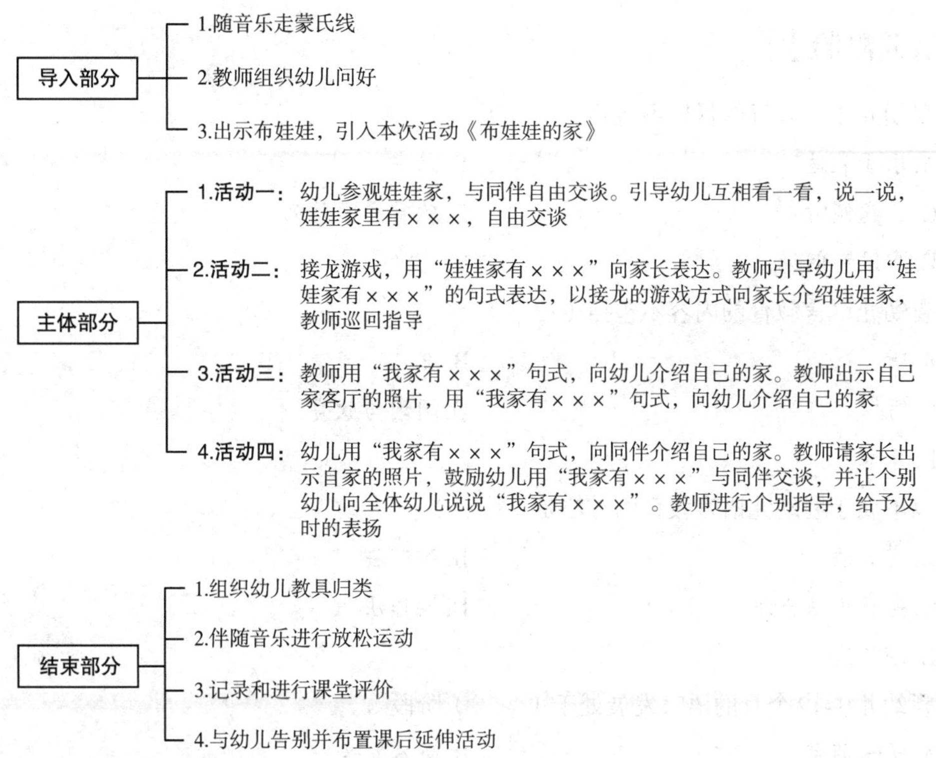

【活动后处理】

1.组织婴幼儿进行放松休息，与家长沟通幼儿表现，进行现场指导。
2.整理用物，洗手，喝水。
3.记录幼儿的表现并进行个性情况评估。

【整体评价】

1.着装规范，亲切大方，关爱幼儿。
2.规范流畅完成领域活动的展示。
3.指导家长有效开展语言领域活动。

【注意事项】

1.教师要精心创设语言学习环境，引发婴幼儿与环境材料、同伴及教师积极地相互作用，激发婴幼儿对语言活动的兴趣。

2. 领域活动适合幼儿年龄特征，操作时动作规范，难度与容量适度，紧扣活动教育目标。

3. 与家长、幼儿有良好的互动，能给予及时的肯定和鼓励，有安全意识。

【过关测验】

1. 婴幼儿语言教育的目标不包括（　　）

A. 乐于表达　　B. 识字

C. 注意倾听　　D. 欣赏文学作品

E. 演讲和朗诵

2. 婴幼儿语言教育的内容不包括（　　）

A. 听　　B. 说

C. 写　　D. 阅读与欣赏

E. 算术

3. 以下属于婴幼儿语言教育的方法是（　　）

A. 实验法　　B. 参观法

C. 视听讲结合法　　D. 操作法

E. 讲解法

4. 婴幼儿9~12个月的语言发展处于（　　）阶段

A. 学话萌芽　　B. 简答发音

C. 连续音节　　D. 复合句子

E. 并列句

5. 让幼儿扮演老爷爷拔萝卜，从而学会《拔萝卜》的儿歌，属于语言教育的（　　）

A. 示范法　　B. 视听讲结合法

C. 游戏法　　D. 实验法

E. 参观法

【想一想】

1. 31个月的萱萱，因父母平日工作较忙，平时主要由爷爷奶奶带着，妈妈最近才发现萱萱不爱说话。平时只和家人说“妈妈”“爷爷”“奶奶”“饭饭”“抱抱”。但家长说的话她都懂，例如去“拿勺子”“关灯”她都会照做，但就是不开口说话。请为萱萱设计一个语言表达的活动设计（包含活动名称、活动准备、活动过程、活动延伸），并有效指导妈妈开展活动。

2. 请你利用古诗《静夜思》为31~36个月幼儿设计和实施语言活动。

附：语言发展活动的设计与实施操作考核标准与评价表

语言发展活动的设计与实施操作考核标准与评价表

姓名：　　　　　　学号：　　　　　　班级：　　　　　　分数：

项目	考核评价要点		分值	扣分	得分
目标（5分）	能准确口述活动目标、组织领域活动		5		
活动前准备（10分）	环境	正确评估环境，创设适宜活动环境	2		
	操作者	仪容仪表、普通话标准等	4		
	幼儿	经验准备、精神状态良好、情绪良好	2		
	物品	准备齐全，干净、无毒、无害	2		
活动设计（25分）	精准把握教学活动要求，思路清晰，设计合理，内容完整，过渡自然		20		
	恰当选择教学方法，给予适宜指导		5		
活动实施（40分）	交流沟通	与婴幼儿家长沟通良好	2		
		教师与家长一起组织领域活动	2		
	导入部分	带领婴幼儿和家长走线	4		
		组织婴幼儿课前问好	4		
	主体部分	导入新课，明确教学目标	4		
		有效组织领域活动	20		
	结束部分	组织婴幼儿进行放松活动，布置课后延伸任务并告别	4		
活动后处理（10分）	与家长沟通幼儿表现，进行个性评估，给予现场指导		3		
	教具归类归位、洗手、喝水		3		
	记录幼儿课堂活动表现进行活动反思		4		
整体评价（10分）	着装规范，亲切大方，关爱幼儿		3		
	规范流畅完成领域活动的展示		3		
	指导家长有效开展语言领域活动，不超过20分钟		4		
合计			100		

项目四　认知发展活动的设计与实施

情境导入

萱萱是32个月的小女孩，爸爸给她读绘本的时候，萱萱总是坐不住，爸爸刚翻开绘本讲故事的时候，萱萱就被窗外的小鸟叽叽喳喳的声音吸引了，眼睛一直看着窗外的小鸟，小鸟飞走了，于是萱萱才开始听爸爸讲故事，过了一会儿，萱萱看见哥哥拿了玩具跑进房间，萱萱又吵着要去找哥哥。

【工作任务】

1. 请问萱萱的认知发展处于什么水平？
2. 请为萱萱设置适宜的认知发展活动。
3. 请指导萱萱家长参与认知亲子活动。

学习目标

素质目标　1. 在活动中关注婴幼儿情绪，具有爱心、耐心和责任心。

2. 树立科学的教育观，关注婴幼儿认知发展的个体差异。

知识目标　1. 总结婴幼儿认知发展的基本趋向。

2. 描述婴幼儿认知发展的基本规律和特点。

能力目标　1. 能为31~36月龄婴幼儿设计认知发展活动方案。

2. 能为31~36月龄婴幼儿实施认知发展活动。

3. 能正确指导家长一起参与认知亲子活动。

【知识储备】

1. 婴幼儿认知能力的发展　是指婴幼儿感知能力、记忆能力、思维能力、想象能力的全面和谐发展。

2.婴幼儿认知发展的基本趋向　①认知发展由近及远；②婴幼儿认知客观事物是由某一局部到整体、由片面到比较全面；③婴幼儿最初只是认识事物的表面现象，随着年龄的增长，逐渐认识事物内在的本质属性；④婴幼儿认识一个事物，并不是一蹴而就的，而是从最初的认识到比较完全的认识，是循序渐进的。

3.婴幼儿认知的基本规律　动作感知→前运算→具体运算→形式运算，这是一个不可逆的过程，前后顺序是不变的。

4.婴幼儿注意发展的特点　①幼儿的无意注意占优势；②幼儿的有意注意初步发展。

5.婴幼儿记忆发展的特点　①无意识记忆占优势，有意识记忆逐渐发展；②机械记忆占优势，理解记忆逐渐发展；③形象记忆占优势，语词记忆逐渐发展。

6.婴幼儿想象发展的特点　①以无意想象为主，有意想象开始有所发展；②以再造想象为主，创造想象开始萌芽并发展；③想象过程易受兴趣和情趣的影响。

7.婴幼儿思维发展的特点　①直觉行动性思维；②具体形象性思维；③抽象逻辑性思维开始萌芽。

8.婴幼儿最主要的感知觉　①触觉：在早期，婴儿通过口腔探索活动获得触觉是认识事物和探索环境的重要方式。手的触觉是继口腔探索之后婴幼儿重要的学习方式，通过接触来感知外界事物的大小、形状以及口感、味道。②听觉：幼儿出生后随着年龄增加，听觉逐渐发育，刚出生的婴儿在听到声音时，头会有意识地向声源一侧转向。随着年龄增加，幼儿能够判断不同人说话的声音，比如在3个月左右听到妈妈说话时会表现出开心的表情。③视觉：刚出生的婴儿视力比较差，只能看到眼前20cm以内的距离，随着年龄增加能看到的距离会越来越远，同时幼儿的视野范围也会逐渐增大，一般在幼儿4~6岁时，视觉发育逐渐趋于稳定。

31~36月龄认知发展的活动设计与实施——《认识五官》

【活动目标】

1.初步了解五官的构成和用途，知道要爱护五官。

2.能准确指出五官的位置，并说出五官的名称。

3.懂得五官是人体的重要组成部分，懂得保护五官。

【活动前准备】

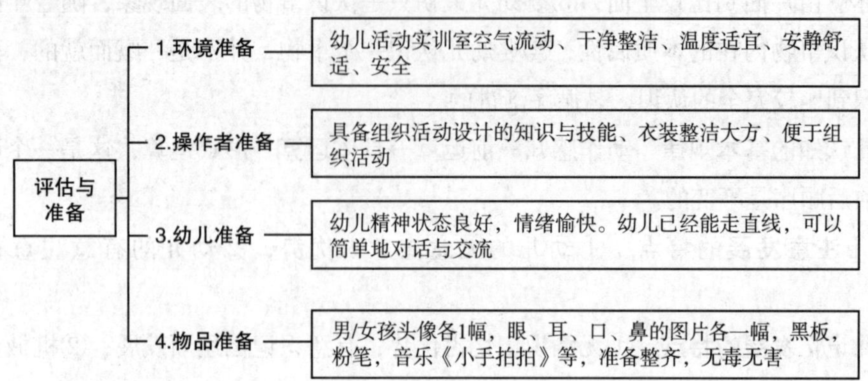

【活动设计】

31~36月龄认知发展活动《认识五官》活动设计

一、导入部分

1.走线，播放音乐《小手拍拍》

师：请小朋友在前、家长在后踩到这条线上，随着音乐的节奏我们一起走蒙氏线吧，准备好了吗？我们要出发了！

师：走线结束，请家长和小朋友像我一样轻轻地坐回原位休息一下吧。

2.问好

师：听，到了问好的时间了，老师对幼儿说“小朋友们上午好！”小朋友们应该对老师说什么呀？“老师、老师上午好！”下面小朋友们和老师说一遍。（一起问好、个别问好）

3.引入

教师出示小男孩小女孩头像：“昨天，亮亮和丽丽小朋友在照相馆照了一张相，他们想请小朋友们看一看，他们的头部有什么相同的地方？”

二、主体部分

1.活动一：游戏“识五官”

引导幼儿仔细观察人物照片，说一说，小男孩小女孩头部有什么相同的地方，引导幼儿说出眼睛、鼻子、耳朵、嘴巴的名称。

教师提问：“小男孩、小女孩头部有什么相同的地方？”

师：小朋友们观察得真仔细，没错，小男孩小女孩都有一张脸、一双眼睛、一个鼻子、一张嘴、两只耳朵。

2.活动二：游戏“找五官”

教师说出五官的名称，引导幼儿在自己的脸上指出来，还可以在爸爸妈妈的脸上找一找。教师依次提问：“现在请小朋友找一找自己的眼睛在哪里？嘴巴在哪里？鼻子在哪里？嘴巴在哪里？耳朵在哪里？”

幼儿找出五官后，按教师的指令做相应的动作。眨一眨你们的小眼睛，指指你们的小鼻子，张张你们的小嘴巴，摸摸你们的小耳朵。

3.活动三：游戏“贴五官”

教师在黑板用粉笔画出一张脸，请小朋友将眼睛、鼻子、嘴巴、耳朵的图片贴在脸部合适的位置，然后请小朋友向父母说出五官的名称。

4.活动四：说说五官的作用及怎样保护五官

师：小朋友，你们知道我们的眼睛、鼻子、嘴巴、耳朵有什么作用吗？

教师鼓励幼儿大胆表达，启发幼儿说出。

教师小结：眼睛看东西、鼻子能呼吸和闻气味，耳朵能听声音、嘴巴能说话和吃东西。既然我们的五官那么重要，我们该怎么保护它们呢？请小朋友和爸爸妈妈一起讨论交流。教师巡回指导，并注意个别幼儿的特别指导，在活动中，提醒幼儿要注意安全，并对表现优秀的幼儿给予及时的表扬。

总结：不把脏东西放嘴巴里、不用手指挖鼻子、不揉眼睛、不掏耳朵、不把小东西、尖锐的东西放在口、鼻、眼、耳中。

三、结束部分

1.教具归类：活动结束，教师引导幼儿共同整理玩教具并归类，养成良好的习惯。

师：小朋友，我们今天的活动到此结束，我们认识了五官，还知道五官的位置和保护方法，大家都玩得很开心。现在请小朋友们把玩教具收拾好，哪里拿的放回哪里去。

2.放松环节：律动操《我的五官》

师：小朋友，我们来动动身体，做放松，跟老师一起来做《我的五官》的律动操吧。

3.总结评价：结束后及时记录和进行课堂反馈，在活动中是否尊重了幼儿的自主性。

4.告别环节：播放音乐，引导幼儿跟其他幼儿拥抱告别。根据家长和幼儿表现，进行指导。记录幼儿的表现并进行评估。

5.活动延伸：课后家长跟幼儿回去继续练习五官的位置和名称，教师向家长、幼儿布置课后延伸任务“画出自己的五官”。下次课集体分享课后延伸活动成果。

【活动实施】

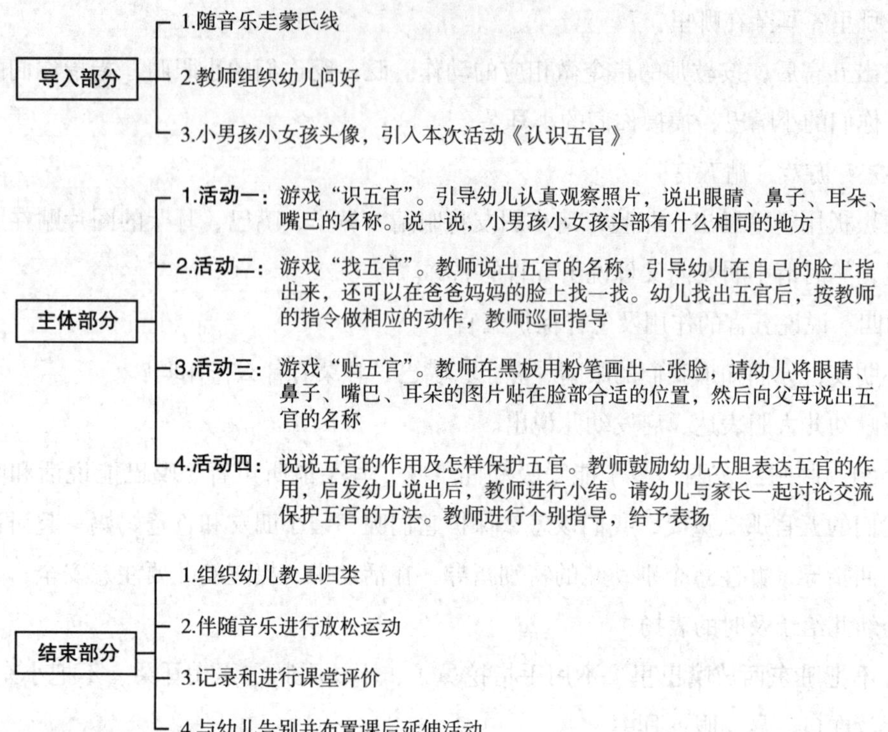

【活动后处理】

1. 组织婴幼儿进行放松休息，与家长沟通幼儿表现，进行现场指导。
2. 整理用物，洗手，喝水。
3. 记录幼儿的表现并进行个性评估。

【整体评价】

1. 着装规范，亲切大方，关爱幼儿。
2. 规范流畅完成领域活动的展示。
3. 指导家长有效开展认知领域活动。

【注意事项】

1. 根据婴幼儿已有的生活经验和认知发展水平确定活动目标。
2. 领域活动适合幼儿年龄特征，操作时动作规范，难度与容量适度。
3. 与家长、幼儿有良好的互动，能给予及时的肯定和鼓励，有安全意识。

【过关测验】

1.幼儿经常听童话故事，根据《丑小鸭》故事的描述，在自己的头脑中想象丑小鸭的样子。这属于（ ）

A.再造想象　　B.创造想象

C.无意想象　　D.有意想象

E.故事想象

2.婴幼儿看到小皮球，会用嘴巴咬皮球、舔皮球，这属于（ ）

A.听觉　　B.触觉

C.视觉　　D.想象

E.注意

3.婴儿出生不久后，听见妈妈的声音时，眼睛和头部会追随声音的方向去寻找，这属于（ ）

A.触觉　　B.视觉

C.注意　　D.听觉

E.想象

4.婴幼儿最初只是认识事物的（ ）

A.整体　　B.本质

C.表象　　D.全面

E.现象

5.一个幼儿在玩橡皮泥的时候，往往没有计划性。橡皮泥搓成团就说是包子，搓成条就说是油条，长条橡皮泥卷起来就说是麻花。这反映了该幼的思维发展的（ ）特点

A.具体形象思维　　B.直觉行动思维

C.抽象逻辑思维　　D.象征性思维

E.活动性思维

【想一想】

1.多多是18个月的孩子，看到水就要玩水，看到别人玩球又要玩球，多多奶奶认为多多三心二意，请为多多设计一个认知发展活动（包含活动名称、活动准备、活动过程、活动延伸），并有效指导多多奶奶开展活动。

2.请你利用彩虹伞《好玩的红色》为12~18个月幼儿设计和实施认知活动。

附：认知活动的设计与实施操作考核标准与评价表

认知活动的设计与实施操作考核标准与评价表

姓名：　　　　　　学号：　　　　　　班级：　　　　　　分数：

<table>
<tr><th>项目</th><th colspan="2">考核评价要点</th><th>分值</th><th>扣分</th><th>得分</th></tr>
<tr><td>目标（5分）</td><td colspan="2">能准确口述活动目标、组织领域活动</td><td>5</td><td></td><td></td></tr>
<tr><td rowspan="4">活动前准备（10分）</td><td>环境</td><td>正确评估环境，创设适宜活动环境</td><td>2</td><td></td><td></td></tr>
<tr><td>操作者</td><td>仪容仪表、普通话标准等</td><td>4</td><td></td><td></td></tr>
<tr><td>幼儿</td><td>经验准备、精神状态良好、情绪良好</td><td>2</td><td></td><td></td></tr>
<tr><td>物品</td><td>准备齐全，干净、无毒、无害</td><td>2</td><td></td><td></td></tr>
<tr><td rowspan="2">活动设计（25分）</td><td colspan="2">精准把握教学活动要求，思路清晰，设计合理，内容完整，过渡自然</td><td>20</td><td></td><td></td></tr>
<tr><td colspan="2">恰当选择教学方法，给予适宜指导</td><td>5</td><td></td><td></td></tr>
<tr><td rowspan="7">活动实施（40分）</td><td rowspan="2">交流沟通</td><td>与婴幼儿家长沟通良好</td><td>2</td><td></td><td></td></tr>
<tr><td>教师与家长一起组织领域活动</td><td>2</td><td></td><td></td></tr>
<tr><td rowspan="2">导入部分</td><td>带领婴幼儿和家长走线</td><td>4</td><td></td><td></td></tr>
<tr><td>组织婴幼儿课前问好</td><td>4</td><td></td><td></td></tr>
<tr><td rowspan="2">主体部分</td><td>导入新课，明确教学目标</td><td>4</td><td></td><td></td></tr>
<tr><td>有效组织领域活动</td><td>20</td><td></td><td></td></tr>
<tr><td>结束部分</td><td>组织婴幼儿进行放松活动，布置课后延伸任务并告别</td><td>4</td><td></td><td></td></tr>
<tr><td rowspan="3">活动后处理（10分）</td><td colspan="2">与家长沟通幼儿表现，进行个性评估，给予现场指导</td><td>3</td><td></td><td></td></tr>
<tr><td colspan="2">教具归类归位、洗手、喝水</td><td>3</td><td></td><td></td></tr>
<tr><td colspan="2">记录幼儿课堂活动表现进行活动反思</td><td>4</td><td></td><td></td></tr>
<tr><td rowspan="3">整体评价（10分）</td><td colspan="2">着装规范，亲切大方，关爱幼儿</td><td>3</td><td></td><td></td></tr>
<tr><td colspan="2">规范流畅完成领域活动的展示</td><td>3</td><td></td><td></td></tr>
<tr><td colspan="2">指导家长有效开展认知领域活动，不超过20分钟</td><td>4</td><td></td><td></td></tr>
<tr><td>合计</td><td colspan="2"></td><td>100</td><td></td><td></td></tr>
</table>

项目五　社会性发展活动的设计与实施

情境导入

2岁的小迪性格内向，平时不喜欢与人交往，也不善于用语言表达自己。因为生活环境单一，父母亲工作繁忙，大多数时候都是爷爷奶奶照料。今天是小迪奶奶送她来托育机构，托育机构老师热情地问小迪早上好，可是小迪一直低着头不看老师，一副不开心的样子，不管奶奶怎么劝说，她就是不肯向老师问早。老师让小朋友们自由选择准备好的玩具，其他小朋友都找到了自己喜欢的玩具，只有小迪不哭不闹地在座位上摆弄自己从家里带来的玩具。

【工作任务】

1. 请问小迪的社会性发展处于什么水平？
2. 请根据小迪的年龄段为小迪设置适宜的社会性发展活动。
3. 请开展实施为小迪设计的社会性活动。
4. 请指导小迪家长参与社会性发展的亲子活动。

学习目标

素质目标　1. 在活动中关注婴幼儿情绪，具有爱心、耐心和责任心。

2. 树立科学的教育观，关注婴幼儿社会性发展的个体差异。

能力目标　1. 说明婴幼儿社会性发展活动设计与组织的规律和意义。

2. 简述婴幼儿社会性发展活动设计与组织的目标与内容。

知识目标　1. 能为31~36月龄婴幼儿设计社会性发展活动方案。

2. 能为31~36月龄婴幼儿实施社会性发展活动。

3. 能正确指导家长一起参与社会性亲子活动。

【知识储备】

1.婴幼儿社会性发展的规律 婴幼儿的社会性是从自我意识的产生，到逐步区分自我和他人，再到理解他人的情绪、意图、信念等，推断和预测他人的行为和心理状态逐渐发展。

2.婴幼儿社会性发展的意义 ①能影响婴幼儿的身心健康；②是婴幼儿的社会交往和情感的需要；③是婴幼儿学前认知的需求；④有利于幼儿人格的全面发展。

3.婴幼儿社会性发展的目标 ①喜欢参加游戏和各种有益的活动，在活动中表现得快乐、自信；②乐意与人交往、礼貌、大方，对人友好；③能按基本的社会行为规则行动；④乐于接受任务，努力做好力所能及的事；⑤爱父母、爱老师、爱同伴、爱家乡、爱祖国。

4.婴幼儿社会性发展的内容

(1)1~6个月 能对亲近的人和熟悉的声音产生反应，学会辨别亲近的人的声音，用“咿呀”声与人交流。

(2)7~12个月 会配合成人为其穿衣、剪指甲、理发和盥洗等活动；会用表情、动作、言语等做出相应的反应。

(3)13~18个月 会模仿成人的单词或短句，学会称呼人、用单词句表达自己的需求。

(4)19~24个月 辨别周围生活环境中的常见物；学会用简单句表达自己的需求，说出自己的名字；学会与人打招呼，在和同伴一起玩耍、游戏中形成初步的规则意识。

(5)25~36个月 逐渐适应集体生活，愿意亲近老师和同伴，学习对人有礼貌，不影响别人的活动。

31~36月龄社会性发展活动设计与实施——《我爱你妈妈》

【活动目标】

1.能大胆地说出妈妈对自己的爱护，体验妈妈对自己的爱。

2.尝试用自己的方式表达对妈妈的爱，增进与妈妈的感情。

3.感受儿歌的活泼与欢快，体验亲子互动游戏的乐趣。

【活动前准备】

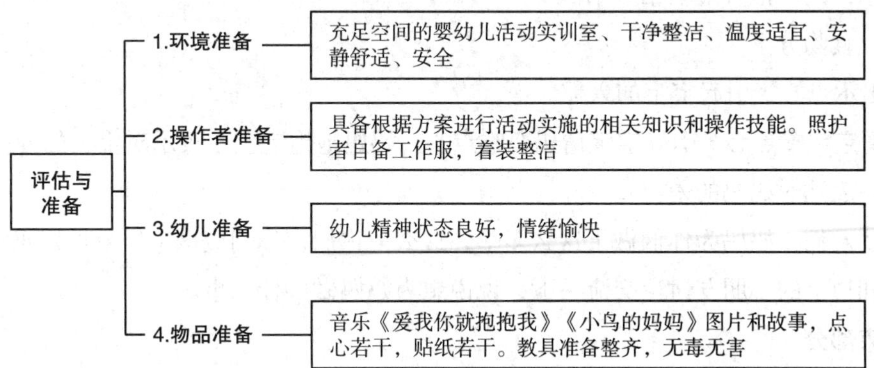

【活动设计】

31~36月龄社会性发展活动《我爱你妈妈》活动设计

一、导入部分

1.老师唱歌引导家长和宝宝到活动室，向家长和宝宝问好

（1）老师边唱歌边拍手示意妈妈带领宝宝坐在活动室中间围坐成一个圆圈。

（2）老师邀请家长和宝宝一起拍手问好：“宝宝，宝宝，早上好！老师，老师，早上好！家长，家长，早上好！ hello，大家好！我是XX老师，今天由我带着宝宝们一起做游戏，请大家拍手欢迎我吧！谢谢大家！”

2.教师让妈妈和宝宝面对面坐在一起，玩游戏“接泡泡”。

3.妈妈和宝宝的脸蛋轻轻碰一碰，并让妈妈发给每个宝宝一个漂亮的贴纸。

二、主体部分

活动一：故事导入

1.老师出示《小鸟的妈妈》的图片，讲故事，提问宝宝。

师：鸟妈妈是怎样爱护小鸟的？

幼儿回答完，老师小结：“小鸟真幸福，有鸟妈妈为它找食物、为它遮风挡雨。你的妈妈是怎么爱护你的呢？”

2.老师引导幼儿讲讲妈妈对自己的爱护，鼓励幼儿大胆讲述妈妈对自己的爱，主动和妈妈抱抱、亲亲。

活动二：做游戏

1.老师带领宝宝和妈妈做游戏。老师示范动作，带领妈妈和宝宝一起做不同的动作，包括拍拍手，拍拍腿，跺跺脚，亲亲我。

2.教师放音乐，鼓励宝宝问妈妈：“妈妈，您累吗？”给妈妈揉揉手，捶捶背，和妈妈抱抱。听音乐，妈妈抱着宝宝拍一拍。

活动三：食物分享

1.老师出示点心，引起宝宝的兴趣。

2.依次请宝宝拿点心，引导宝宝请妈妈吃点心。妈妈抱抱宝宝，表示对宝宝的爱。

活动四：表达对妈妈的爱

师：小朋友们，妈妈为你们做了这么多事，这么爱你们，你们应该怎样爱护妈妈呢？

让宝宝和边上的小朋友讨论交流一下，说说想为妈妈做些什么事。

三、结束部分

1.教具归类：老师请妈妈带领孩子收集整理玩教具，并分类放回相应的位置，养成良好的行为习惯。

2.放松环节：播放音乐《爱我你就抱抱我》，带领幼儿和妈妈集体做律动，让幼儿感受爱的不同表现形式。

3.总结评价：结束后及时记录和进行课堂反馈，在活动中是否尊重了幼儿的自主性。

4.告别环节：播放音乐，引导幼儿跟其他宝宝拥抱告别。根据家长和幼儿表现，进行指导。记录宝宝的表现并进行评估。

5.活动延伸：回家后妈妈多与宝宝问好和拥抱，并伴以语言的刺激，加深宝宝对妈妈的爱。妈妈和宝宝也可以玩帮帮忙的游戏。妈妈可以请宝宝和自己一起来做事，如扫地，拾小凳子，收拾玩具等。

【活动实施】

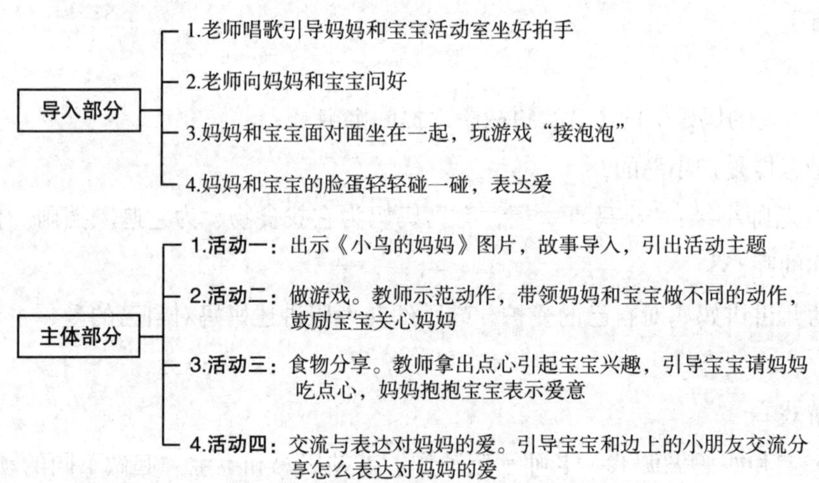

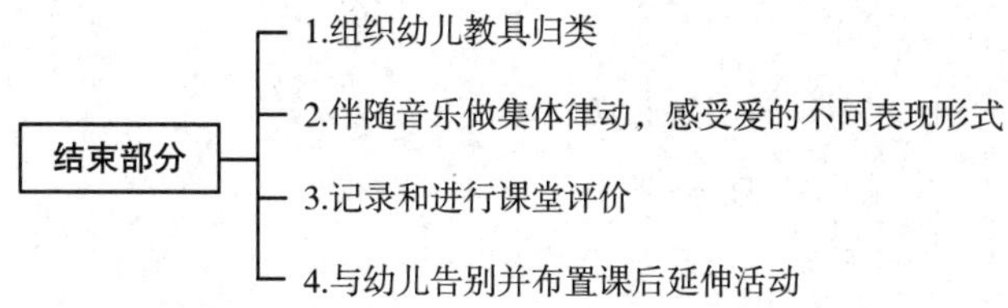

【活动后处理】

1. 组织婴幼儿进行放松活动，安排幼儿休息。

2. 观察婴幼儿的活动过程，及时捕捉和记录其行为的瞬间，用个案记录和分析的方法，因人而异地为其发展制定个别化的社会性发展方案及成长档案。

3. 整理用物，洗手。

【整体评价】

1. 着装规范，亲切大方，关爱幼儿。

2. 规范流畅地完成领域活动的展示。

3. 指导家长有效进行社会领域活动。

【注意事项】

1. 教育内容符合婴幼儿年龄特点，具有一定的趣味性和教育性。

2. 领域活动场所要充分考虑给幼儿留有足够大的活动空间，物品放置取用方便、有序、有相对的稳定性。组织规范，难度与容量适度，紧扣活动的教育目标。

3. 与家长、幼儿有良好的互动，学会关注、捕捉幼儿在情绪、行为等方面出现的新行为，做到及时回应，适时引导，满足孩子的依恋感和安全感。

【过关测验】

1. 主体对其自身的意识，即主体对自己和自己心理的认识，这一概念是指（　　）

A. 个性　　B. 社会性

C. 自我意识　　D. 社会

E. 性格

2. 下列不属于婴幼儿自我评价的规律是（　　）

A. 从单方面对自己进行评价发展到从多方面进行自我评价

B. 从对内在品质进行评价发展到评价外部行为和特征

C. 从依从性评价发展到独立性评价

D. 对自己的评价常带有很强的主观情绪性和不稳定性

E. 从对外部行为的评价发展到对内在品质的评价

3.幼儿自我意识形成的标志是（　　）

A.会自己做动作　　B.会说话

C.会使用第一人称“我”　　D.会哭闹

E.会自己穿衣吃饭

4.某托儿所训练刚入所的孩子早上来时向老师说“早上好”，下午离所时说“再见”，结果许多孩子先学会说“再见”，而问“早上好”则较晚才学会，其重要原因是孩子早上不愿与父母分离。这是（　　）

A.情绪的社会化

B.情绪的分化

C.情绪对儿童心理活动的动机作用

D.情绪对儿童认知发展的促进作用

E.情绪的认同

5.下列不属于婴幼儿社会性发展的目标的是（　　）

A.生活、卫生习惯良好，有基本的生活自理能力

B.乐意与人交往，礼貌、大方、对人友好

C.乐于接受任务，努力做好力所能及的事

D.知道对错，能按基本的社会行为规则行动

E.喜欢参加游戏和各种有益的活动，活动中快乐、自信

【想一想】

1.24个月的点点很是可爱，但是妈妈每当要牵着他去玩时，小家伙总表现出不情愿；不过要是没有牵手时，他就会活蹦乱跳的围着妈妈喊，即使跌倒了也乐呵呵的。以前橘子会塞到妈妈手上要剥给他吃，现在却说：“我会，给我剥。”小家伙的变化差不多半年了，很喜欢自顾自地做他喜欢的事情，爱表达自己的意见，像个小大人似的。妈妈通过了解，意识到这是宝宝自我意识开始萌芽，能够自己表达意愿，因此想要利用这个时机，逐步培养宝宝的自我意识，促进宝宝的成长。请为点点设计一个包含培养自我意识，鼓励点点自己动手做事的活动设计（包含活动名称、活动准备、活动过程、活动延伸），并指导妈妈开展活动。

2.当别人称呼你时，应该怎么回应呢？请你以《我会应答》为主题为18~24个月幼儿设计和实施社会性发展活动。

附：社会性发展活动的设计与实施操作考核标准与评价表

社会性发展活动的设计与实施操作考核标准与评价表

姓名：　　　　学号：　　　　班级：　　　　分数：

<table>
<tr><th>项目</th><th colspan="2">考核评价要点</th><th>分值</th><th>扣分</th><th>得分</th></tr>
<tr><td>目标
（5分）</td><td colspan="2">能准确口述活动目标、组织领域活动</td><td>5</td><td></td><td></td></tr>
<tr><td rowspan="4">活动前准备
（15分）</td><td>环境</td><td>正确评估环境</td><td>4</td><td></td><td></td></tr>
<tr><td>操作者</td><td>仪容仪表、普通话标准等</td><td>4</td><td></td><td></td></tr>
<tr><td>婴幼儿</td><td>经验准备、精神状态良好、情绪良好</td><td>4</td><td></td><td></td></tr>
<tr><td>物品</td><td>准备齐全，安全无毒</td><td>3</td><td></td><td></td></tr>
<tr><td rowspan="2">活动设计
（20分）</td><td colspan="2">精准把握教学活动要求，思路清晰，设计合理，内容完整，过渡自然</td><td>12</td><td></td><td></td></tr>
<tr><td colspan="2">恰当选择教学方法，给予适宜指导</td><td>8</td><td></td><td></td></tr>
<tr><td rowspan="7">活动实施
（40分）</td><td rowspan="2">沟通</td><td>与婴幼儿家长沟通良好</td><td>2</td><td></td><td></td></tr>
<tr><td>教师与家长一起组织社会性领域活动</td><td>2</td><td></td><td></td></tr>
<tr><td rowspan="2">导入部分</td><td>引导家长和婴幼儿进入活动室</td><td>4</td><td></td><td></td></tr>
<tr><td>组织婴幼儿课前问好</td><td>4</td><td></td><td></td></tr>
<tr><td rowspan="2">主体部分</td><td>导入新课，明确教学目标</td><td>4</td><td></td><td></td></tr>
<tr><td>有效组织社会性领域活动，操作时动作规范，教态自然大方，生动活泼</td><td>20</td><td></td><td></td></tr>
<tr><td>结束部分</td><td>组织婴幼儿进行放松活动，布置课后延伸任务并告别</td><td>4</td><td></td><td></td></tr>
<tr><td rowspan="3">操作后处理
（10分）</td><td colspan="2">教具归类归位</td><td>4</td><td></td><td></td></tr>
<tr><td colspan="2">记录幼儿的表现并进行个性情况评估</td><td>4</td><td></td><td></td></tr>
<tr><td colspan="2">洗手，做好活动记录</td><td>2</td><td></td><td></td></tr>
<tr><td rowspan="3">整体评价
（10分）</td><td colspan="2">着装规范，亲切大方，关爱幼儿</td><td>2</td><td></td><td></td></tr>
<tr><td colspan="2">规范流畅完成社会性领域活动的展示</td><td>4</td><td></td><td></td></tr>
<tr><td colspan="2">指导家长有效开展社会性领域活动，不超过20分钟</td><td>4</td><td></td><td></td></tr>
<tr><td>合计</td><td colspan="2"></td><td>100</td><td></td><td></td></tr>
</table>

项目六　亲子活动的设计与实施

情境导入

乐乐妈妈带领2岁的乐乐到托育机构参加音乐启蒙课程，在托育机构教师的带领下，通过音乐游戏、亲子舞蹈、乐器玩奏、生活创编等音乐兴趣的启蒙活动，乐乐的音准、旋律和节奏感有了很大的提高。

【工作任务】

1. 根据乐乐的年龄段设计亲子活动。
2. 根据乐乐的年龄段对亲子活动开展实施。
3. 指导乐乐家长一起参与亲子活动。

学习目标

素质目标　1. 在活动中关注婴幼儿情绪，具有爱心、耐心和责任心。
2. 树立科学的教育观。

知识目标　1. 总结亲子活动目标的制定和内容的选择。
2. 概述亲子活动的设计模式和注意事项。

能力目标　1. 能为19~24月龄婴幼儿设计亲子活动。
2. 能为19~24月龄婴幼儿实施亲子活动。
3. 能正确指导家长一起参与亲子活动。

【知识储备】

1. 亲子活动目标制定的依据　①婴幼儿发展的需求；②家长科学育儿需求；③当代育人理念。

2. 亲子活动目标制定的注意事项　①要关注婴幼儿的发展；②要注意整合性；③要具

体可操作；④目标制定的角度要统一。

3.亲子活动内容选择的范围 分为身体运动、语言、认知、情感、社会性和习惯六个方面。

4.亲子活动设计的模式

（1）目标+兴趣、需要和经验+内容、材料=亲子活动。

例如，目标是发展小肌肉动作、练习按的技能；兴趣、需要和经验是对蘑菇感兴趣，喜欢动手操作和摆弄；内容和材料是塑料图钉玩具，活动为“种蘑菇”。

（2）兴趣、需要和经验+目标+内容、材料=亲子活动。

（3）内容、材料+目标+兴趣、需要和经验=亲子活动。

5.亲子活动设计的要点 ①多种资源的有效利用；②发展目标与活动目标的区别看待；③利于家长参与的过程设计；④音乐在活动中的多重运用；⑤实物操作活动的主导化；⑥活动情境和物品的真实化；⑦活动设计的个别化；⑧活动选材的自然化。

19~24月龄亲子活动的设计与实施——《踩老鼠》

【活动目标】

1.幼儿与父母共同了解布“老鼠”的制作方法，培养幼儿的动手能力。

2.训练幼儿学习躲、闪、跑的动作，培养幼儿动作的敏捷性、协调性。

3.喜欢与父母做游戏，体验亲子游戏的乐趣。

【活动前准备】

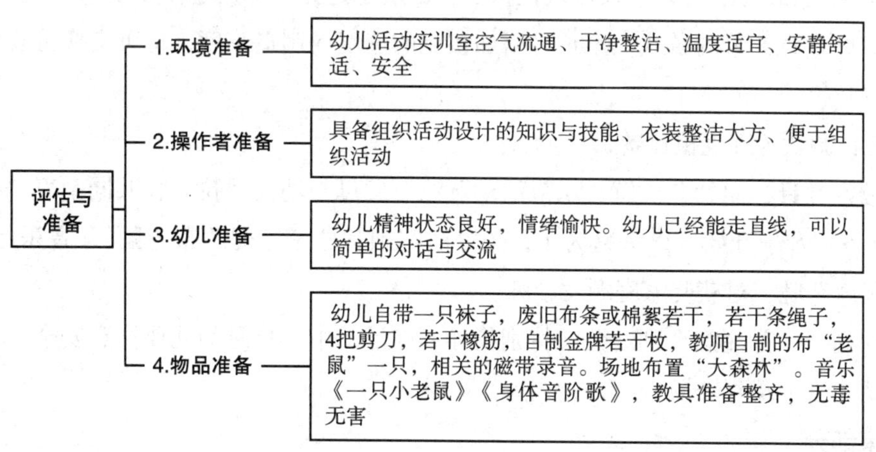

【活动设计】

19~24月龄亲子活动《踩老鼠》活动设计

一、导入部分

1.走线，播放音乐《身体音阶歌》

师：请小朋友在前、家长在后踩到这条线上，随着音乐的节奏我们一起走蒙氏线吧，准备好了吗？我们要出发了！

师：走线结束，请家长和小朋友像我一样轻轻地坐回原位休息一下吧。

2.问好

师：听，到了问好的时间了，老师对幼儿说“小朋友们上午好！”小朋友们应该对老师说什么呀？“老师、老师上午好！”下面小朋友们和老师说一遍。（一起问好、个别问好）

3.引入

家长和幼儿同老师一起以开火车的方式，进入活动室“大森林”，播放动物录音。

教师：在大森林里小动物都想出来做游戏，我们听听是谁出来了？有小鸟、小猫、小狗、小兔子，请家长带领幼儿配合录音一起模仿小动物的动作。

二、主体部分

1.活动一：幼儿与父母观察已制作好的“布老鼠”，教师讲解“布老鼠”的制作过程

教师出示已制作好的老鼠：“这只老鼠要和大家一起做游戏。请大家认真观察这只老鼠，猜一猜布老鼠是如何制作出来的？”幼儿与家长认真观察并讨论，教师讲解小老鼠的制作过程：“在一只袜子里塞进碎布将老鼠的肚子变得鼓鼓的，袜子前端用橡筋儿系出老鼠的两只小耳朵，再用绳子系住袜子尾部，最后系上一根长绳，老鼠就做成了。”

2.活动二：幼儿同父母一起动手制作“布老鼠”

教师提醒家长和幼儿：“请家长尽量让孩子自己动手，让我们的小手动起来！”。请先做好老鼠的家庭玩踩老鼠的游戏，家长可以加快跑的速度或制造难度，也可交换游戏角色进行游戏。

3.活动三：游戏《踩老鼠比赛》

教师摆放好教具，向幼儿讲解、示范活动玩法。父母与幼儿手拉手，共同牵着“布老鼠”，做好准备。音乐开始，以家庭为主，想办法踩到其他家庭的“布老鼠”，音乐停时，看谁踩到老鼠就获胜，对获奖家庭颁发金牌。

教师巡回指导。并注意个别幼儿的特别指导，在活动中，提醒幼儿要注意安全，并对表现优秀的幼儿给予及时表扬。

三、结束部分

1.教具归类：活动结束，教师引导幼儿共同整理玩教具，并归类，养成良好的习惯。

师：小朋友们玩得真高兴，可以和父母一同数一数获得的金牌。现在请小朋友们把玩教具收拾好，哪里拿的放回哪里去。

2.放松环节：律动操《一只小老鼠》

师：小朋友，我们来动动身体，做放松，跟老师一起来做《一只小老鼠》的律动操吧。

3.总结评价：结束后及时记录和进行课堂反馈，在活动中是否尊重了幼儿的自主性。

4.告别环节：播放音乐，引导幼儿跟其他幼儿拥抱告别。根据家长和幼儿表现，进行指导。记录幼儿的表现并进行评估。

5.活动延伸：课后家长跟幼儿回去继续练习躲、闪、跑的动作和律动操《身体音阶歌》，教师向家长、幼儿布置课后延伸任务“丢沙包”。下次课集体分享课后延伸活动成果。

【活动实施】

19~24月龄亲子活动《踩老鼠》活动实施

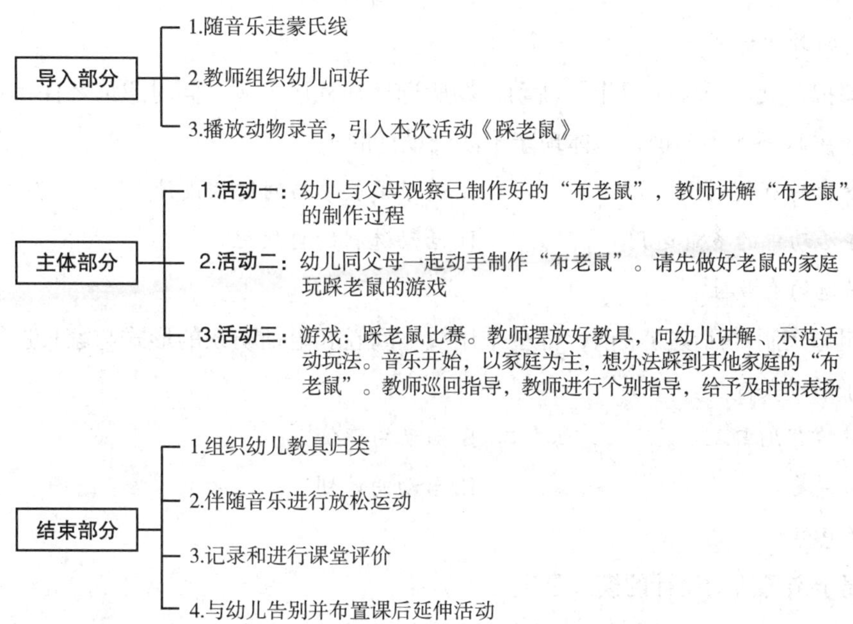

【活动后处理】

1.组织婴幼儿进行放松休息，与家长沟通幼儿表现，进行现场指导。

2.整理用物，洗手，喝水。

3.记录幼儿的表现并进行个性情况评估。

【整体评价】

1.着装规范，亲切大方，关爱幼儿。

2.规范流畅完成亲子活动的展示。

3.指导家长有效开展亲子活动。

【注意事项】

1.在亲子活动中对婴幼儿进行安全教育，游戏活动强度适中，提醒家长关注婴幼儿在游戏中的表现。

2.领域活动适合幼儿年龄特征，操作时动作规范，难度与容量适度，紧扣活动教育目标。

3.与家长、幼儿有良好的互动，能给予及时的肯定和鼓励，有安全意识。

【过关测验】

1.不属于亲子活动目标制定的依据是（　　）

A.婴幼儿发展的需求　　B.家长科学育儿需求

C.当代育人理念　　D.亲子园的玩教具

E.亲子园的教学计划

2.某亲子园拟开展“环保小卫士”活动，场所选择在社区公园，同时邀请环保单位的工作人员到现场讲解环保小知识，这体现亲子活动设计的（　　）

A.多种资源的有效利用　　B.利于家长参与的过程设计

C.音乐在活动中的多重运用　　D.活动选材的自然化

E.活动场地的有效性

3.某亲子园每次制定活动方案前，都会采用线上问卷和电话访谈的形式与家长进行沟通，这体现亲子活动关注（　　）

A.家长科学育儿需求　　B.活动的评价

C.活动的完善　　D.活动的计划

E.活动的总结

4.以下不属于亲子活动设计的模式是（　　）

A.目标+兴趣、需要和经验+内容、材料=亲子活动

B.兴趣、需要和经验+目标+内容、材料=亲子活动

C.内容、材料+目标+兴趣、需要和经验=亲子活动

D.玩教具+家长需要+教材=亲子活动

E.教师教案+家长需要+玩具=亲子活动

5.某亲子活动的目标是“让幼儿轻拿玩具，玩完玩具后会主动收拾”，说明该活动的内容是（　　）

A.身体运动　　B.语言

C.习惯　　D.社会性

E.情感性

【想一想】

1.3岁的林林对画画产生了强烈的兴趣，很喜欢涂涂画画，经常要妈妈教他画小动物，请为林林设计一个亲子活动，从而促进林林的绘画发展（包含活动名称、活动准备、活动过程、活动延伸），并有效指导林林妈妈开展活动。

2.请你以《单足平衡》为31~36个月幼儿设计和实施亲子活动。

附：亲子活动的设计与实施操作考核标准与评价表

亲子活动的设计与实施操作考核标准与评价表

姓名：　学号：　班级：　分数：

项目	考核评价要点		分值	扣分	得分
目标（5分）	能准确口述活动目标、组织领域活动		5		
活动前准备（10分）	环境	正确评估环境，创设适宜活动环境	2		
	操作者	仪容仪表、普通话标准等	4		
	幼儿	经验准备、精神状态良好、情绪良好	2		
	物品	准备齐全，干净、无毒、无害	2		
活动设计（25分）	精准把握教学活动要求，思路清晰，设计合理，内容完整，过渡自然		20		
	恰当选择教学方法，给予适宜指导		5		
活动实施（40分）	交流沟通	与婴幼儿家长沟通良好	2		
		教师与家长一起组织亲子活动	2		
	导入部分	带领婴幼儿和家长走线	4		
		组织婴幼儿课前问好	4		
	主体部分	导入新课，明确教学目标	4		
		有效组织亲子活动	20		
	结束部分	组织婴幼儿进行放松活动，布置课后延伸任务并告别	4		
活动后处理（10分）	与家长沟通幼儿表现，进行个性情况评估，进行现场指导		3		
	教具归类归位、洗手、喝水		3		
	记录幼儿课堂活动表现进行活动反思		4		
整体评价（10分）	着装规范，亲切大方，关爱幼儿		3		
	规范流畅完成亲子活动的展示		3		
	指导家长有效开展亲子活动，不超过20分钟		4		
合计			100		

项目七　幼儿讲述故事

情境导入

24个月的又又，特别喜欢给家里人讲故事，但是经常发音不清楚，说错话，如把“吃饭”说成换饭，当他说错话时，妈妈会耐心纠正他的发音，并鼓励他再次尝试。

【工作任务】

1. 请问又又的语言发展处于什么水平？
2. 请为又又设计适宜的幼儿讲述故事活动。
3. 请开展实施为又又设计的幼儿讲述故事活动。
4. 请指导又又家长参与幼儿讲述故事亲子活动。

学习目标

素质目标　1. 在活动中关注婴幼儿情绪，具有爱心、耐心和责任心。

2. 树立科学的教育观。

知识目标　1. 总结幼儿讲述故事的概念和意义。

2. 概述幼儿讲述故事的种类和方法。

能力目标　1. 能为19~24月龄婴幼儿设计幼儿讲述故事活动。

2. 能为19~24月龄婴幼儿实施幼儿讲述故事活动。

3. 能正确指导家长一起参与幼儿讲述故事亲子活动。

【知识储备】

1. 幼儿故事讲述　是一种以叙述事件为主，侧重于事件过程的描述，强调情节的完整性、连贯性、生动性和趣味性，比较适宜于口头讲述的文学体裁。幼儿故事的概念有广义和狭义之分。广义的故事是泛指神话、传说、寓言、童话、小说、笑话等体裁的作品，即人们口头上常说的“神话故事”“传说故事”“童话故事”。狭义的故事是指适合幼儿欣赏的、篇幅短小的各类叙事性作品。

2.幼儿故事讲述意义 ①培养幼儿感知理解讲述对象的能力；②培养幼儿独立构思与清楚完整表述的意识、情感和能力；③培养幼儿掌握对语言交流信息清晰度的调节机能。

3.幼儿故事的种类 ①按创作过程可分为：民间故事和创作故事；②按题材可分为：生活故事、动物故事、历史故事、益智故事；③按表现形式可分为文字故事、图画故事。

4.幼儿故事讲述的方法

（1）创设情境，引起兴趣。有教具引入、表演描述情境、设问引出情境和开门见山引入情境等几种方法。

（2）感知理解讲述对象。绘本故事讲述对绘本的侧重观察，促进幼儿了解故事所描绘的地点、角色以及角色的心理活动等。

（3）运用已有的经验进行讲述。一般有幼儿集体讲述、分小组结伴讲述、个别个体之间相互讲述等。

（4）引入新的讲述经验。新的讲述经验是指讲述的思路和讲述的方式。

（5）迁移新的讲述经验。有以更换故事角色的方式迁移、以增添角色或更换情境的方式迁移、以补充情节的方式迁移。

19~24月龄讲述绘本故事《穿鞋子》活动设计与实施

【活动目标】

1.感受故事有趣情节，口述关于穿鞋子的故事。

2.掌握正确的穿鞋子方法。

3.能积极参加故事讲述活动，初步体验共同讲述、共同游戏的快乐。

【活动前准备】

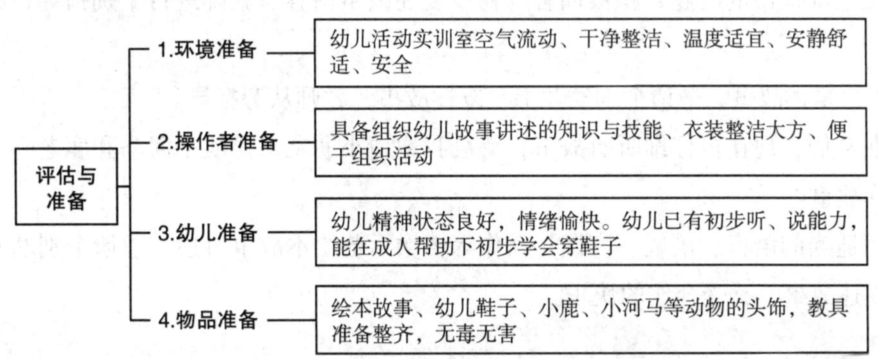

【活动设计】

19~24月龄讲述绘本故事《穿鞋子》活动设计

一、导入部分

1.走线，播放音乐《王老先生有块田》

师：请宝宝在前、家长在后踩到这条线上，随着音乐的节奏模仿小动物的动作一起走蒙氏线吧，准备好了吗？我们要出发了！（随音乐做小鸭子走路的动作）

师：走线结束，请家长和宝宝像我一样轻轻地坐回原位休息一下吧。

2.问好

师：听，到了问好的时间了，老师对宝宝说“宝宝、宝宝上午好！”宝宝应该对老师说什么呀？“老师、老师上午好！”下面宝宝和老师说一遍。（一起问好、个别问好）

3.引入

教师出示小河马头饰：这是什么呀？今天我们准备请小河马来我们这里做客，可是小河马遇到了困难，我们一起来看看老师手上的绘本故事，竖起耳朵听听小河马到底怎么啦？

二、主体部分

1.出示绘本故事《穿鞋子》，教师展开故事讲述。

师：今天，老师给小朋友带来了一本好看的故事书《穿鞋子》，宝宝能否告诉老师故事封面中有什么小动物啊？

生：有小鹿、小河马……

师：那请跟我来一起看看故事中的小河马发生了什么？

教师围绕绘本故事展开讲述，幼儿初步感知故事内容。

2.教师根据故事情节，向幼儿提问，引导幼儿复述故事。

师：故事当中小河马发生了什么？鹿老师怎样教小河马穿鞋？小河马学会了穿鞋吗？

幼儿根据老师提出的问题，积极回答，初步复述故事内容。教师进行个别指导，给予及时的表扬。

3.教师再次复述故事，邀请个别幼儿上台复述故事，教师从旁指导。

师：小朋友们，现在再仔细听听故事，待会我邀请小朋友来扮演小河马和鹿老师，跟大家一起分享故事。

教师运用适当的语言、语气、声调、动作等再次示范绘本故事讲述，邀请个别幼儿上台尝试共同复述故事，感受合作的快乐。

4. 请幼儿找到各自父母，向他们复述故事内容。教师进行个别指导，给予及时的表扬。

5. 游戏：鞋子交朋友

师：小朋友们，故事当中，小河马终于学会了穿鞋子。老师手上的鞋子也想找朋友，现在来跟大家玩一个游戏——鞋子交朋友，让我们来帮帮它们。

（1）教师示范穿鞋过程，拿出一双宝宝鞋子，边唱穿鞋歌谣“鞋子像弯弯的小船，一边一半。头对头的时候，它们说着悄悄话，背对背的时候，它们肯定在吵架。”邀请幼儿各自拿着鞋子，跟着老师的歌谣一起帮鞋子找朋友。

（2）教师请个别幼儿到台上参与游戏——鞋子交朋友。

（3）邀请家长与幼儿一起完成游戏——鞋子交朋友。要求边唱歌谣，边正确完成穿鞋动作。

（4）教师进行个别指导，给予及时的表扬。

三、结束部分

1. 教具归类：游戏结束，教师引导幼儿共同整理玩具并归类，养成良好的习惯。

师：小朋友，我们一起欣赏了《穿鞋子》的绘本故事，大家都能把故事复述出来，并且学会了穿鞋子，小朋友们真棒。现在请各位小朋友把玩教具送回家，哪里拿的放回哪里去。

2. 放松环节：歌谣《穿鞋子》

师：小朋友，现在跟着老师唱着《穿鞋子》的歌谣，一起再来试试穿鞋子吧。

3. 总结评价：结束后及时记录和进行课堂反馈，在活动中是否尊重了幼儿的自主性。

4. 告别环节：播放音乐，引导幼儿跟其他宝宝拥抱告别。根据家长和幼儿表现，进行指导。记录宝宝的表现并进行评估。

5. 活动延伸：教师向家长、幼儿布置课后延伸任务。课后宝宝们回去唱着好听的穿鞋子歌谣，教家人正确地穿鞋子，可以录拍成视频，下次课集体分享课后延伸活动成果。

【活动实施】

19~24月龄讲述绘本故事《穿鞋子》活动实施

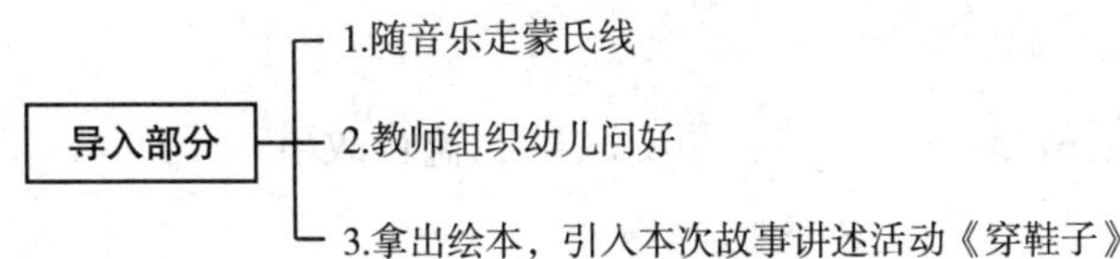

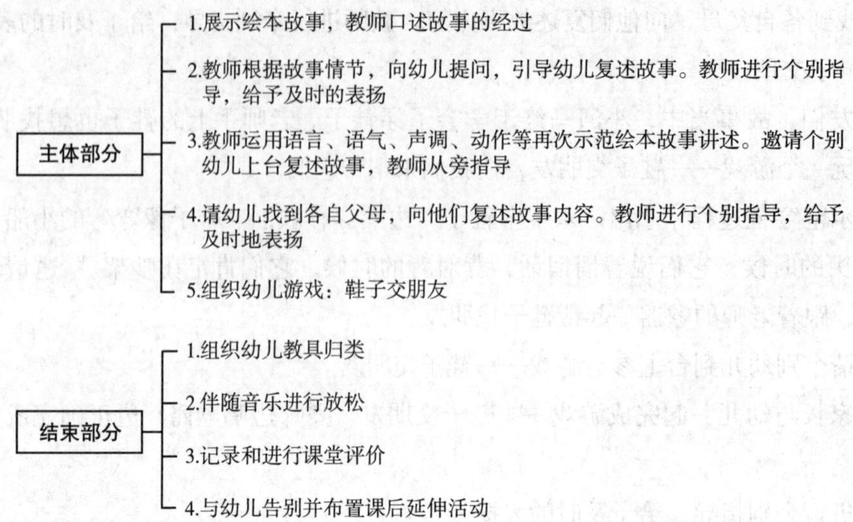

【活动后处理】

1. 与家长沟通幼儿表现，进行个性情况评估，进行现场指导。

2. 教具归类归位、洗手、喝水。

3. 记录幼儿课堂活动表现进行活动反思。

【整体评价】

1. 着装规范，亲切大方，关爱幼儿。

2. 规范流畅完成讲述故事活动的展示。

3. 指导家长有效开展讲述故事活动。

【注意事项】

1. 教学设计思路清晰、教学环节包含导入部分、主体部分、结束部分，环节过渡自然，时间分配合理。教育内容符合婴幼儿年龄特点，具有一定的趣味性和教育性。

2. 绘本故事的讲述适合幼儿年龄特征，操作时动作规范，难度与容量适度，紧扣活动的教育目标。

3. 与家长、幼儿有良好的互动，能给予及时的肯定和鼓励，有安全意识。

【过关测验】

1. 幼儿故事按题材可分为：生活故事、(　　)、历史故事、益智故事

A. 动物故事　　B. 民间故事

C. 童话故事　　D. 神话故事

E. 寓言故事

2.广义的故事是泛指神话、传说、(　　)、童话、小说、笑话等体裁的作品，即人们口头上常说的“神话故事”“传说故事”“童话故事”；狭义的故事是指适合幼儿欣赏的、篇幅短小的各类叙事性作品

A.童谣　　B.诗歌

C.戏剧　　D.寓言

E.儿歌

3.创设情境，引起兴趣引入是幼儿故事讲述的一个重要环节，包括有教具引入、表演描述情境、(　　)和开门见山引入情境等几种方法

A.猜谜语　　B.出示图片

C.设问引出情境　　D.布置作业

E.听故事

4.幼儿故事讲述一般有(　　)，分小组结伴讲述，个别个体之间相互讲述等

A.亲子讲述　　B.幼儿集体讲述

C.师生讲述　　D.课后讲述

E.图片讲述

5.迁移是对幼儿故事进行创编、改编的一个重要方法。故事的迁移方式包括更换故事角色的方式迁移、以增添角色或更换情境的方式迁移、(　　)的方式迁移等

A.变换语音　　B.变换语调

C.增加肢体语言　　D.以补充情节

E.删减情节

【想一想】

爸爸带24个月的贝贝来亲子园参与活动，看到了阅读区放置了绘本故事《三只小猪》，请为贝贝进行讲述绘本故事《三只小猪》的活动设计（包含活动名称、活动准备、活动过程、活动延伸），并有效指导爸爸开展活动。

附：幼儿讲述故事活动设计与实施操作考核标准与评价表

幼儿讲述故事活动设计与实施操作考核标准与评价表

姓名：　　　　学号：　　　　班级：　　　　分数：

项目	考核评价要点		分值	扣分	得分
目的（5分）	能准确口述活动目标、组织幼儿故事讲述活动		5		
活动前准备（10分）	环境	正确评估环境，创设适宜活动环境	2		
	操作者	仪容仪表、普通话标准等	4		
	幼儿	经验准备、精神状态良好、情绪良好	2		
	物品	准备齐全，干净、无毒、无害	2		
活动设计（25分）	精准把握教学活动要求，思路清晰，设计合理，内容完整，过渡自然		20		
	恰当选择教学方法，给予适宜指导		5		
活动实施（40分）	交流沟通	与婴幼儿家长沟通良好	2		
		教师与家长一起组织故事讲述活动	2		
	导入部分	带领婴幼儿和家长走线	4		
		组织婴幼儿课前问好	4		
	主体部分	导入新课，明确教学目标	4		
		有效组织幼儿故事讲述活动	20		
	结束部分	组织婴幼儿进行放松活动，布置课后延伸任务并告别	4		
活动后处理（10分）	与家长沟通幼儿表现，进行个性情况评估，进行现场指导		3		
	教具归类归位、洗手、喝水		3		
	记录幼儿课堂活动表现进行活动反思		4		
整体评价（10分）	着装规范，亲切大方，关爱幼儿		3		
	规范流畅完成幼儿故事讲述活动的展示		3		
	指导家长有效开展故事讲述活动，不超过20分钟		4		
合计			100		

项目八　音乐与律动活动的设计与实施

情境导入

25个月的翔翔是一个音乐感比较弱的孩子，妈妈带翔翔到托育机构上音乐课，老师用《Hello Song》开头跟大家互动打招呼，翔翔都没法像其他小朋友那样会哼唱部分的旋律，而且有时候很不受控，满场跑，老师唱歌跳舞的时候他会看，但就是不跟着做。妈妈很苦恼，明明上音乐课就很有趣，其他孩子都可以，为什么翔翔就做不到安静地唱歌呢?

【工作任务】

1.请问翔翔的音乐与律动发展处于什么水平?
2.请根据翔翔的年龄段为他设置适宜的音乐与律动发展活动。
3.请开展实施为翔翔设计的音乐与律动活动。
4.请指导翔翔家长参与音乐与律动的亲子活动。

学习目标

素质目标 1.在实施音乐与律动的活动中关注婴幼儿情绪，具有爱心、耐心和责任心。
2.树立科学的教育观，关注婴幼儿音乐与律动的个体差异。

知识目标 1.说出婴幼儿音乐与律动的发展规律和意义。
2.列举婴幼儿音乐与律动的目标和内容。

能力目标 1.能为25~30月龄婴幼儿设计音乐与律动的活动方案。
2.能为25~30月龄婴幼儿实施音乐与律动的发展活动。
3.能正确指导家长一起参与音乐与律动的亲子活动。

【知识储备】

1.婴幼儿音乐与律动发展的一般规律 婴幼儿的身体动作经历了未分化的不随意阶段，逐步进入了初步分化的随意动作阶段。一般来说，6个月大的婴儿能对音乐作出主动反应，如听到音乐晃动身体、转头等；1岁半儿童对音乐的反应更加进一步，如听到音乐时会下蹲、扭动身体、点头等；2岁的儿童能学唱较完整的旋律；3岁的儿童音乐能力开始提高，能够根据音乐控制自己的动作，有意识地去敲击、演奏感兴趣的玩具和乐器，动作与音乐的配合度提高。

2.婴幼儿音乐与律动的发展意义 ①通过律动和音乐，可以提高孩子的肢体协调能力。②律动和音乐可以丰富孩子的内心世界，提高孩子语言表达能力和审美能力。③优美、愉快的歌曲和乐曲能唤起孩子的良好情绪，这种良好的情绪对孩子的神经系统起着很好的作用。

3.婴幼儿音乐与律动的目标 在了解婴幼儿音乐能力发展特点的基础上，培养婴幼儿感受美、欣赏美、表现美和创造美的能力。通过多种形式的音乐活动促进婴幼儿音乐感受力和表现力的发展。

4.婴幼儿音乐与律动发展的内容和要求

(1)0~6个月：能引发婴幼儿对熟悉的音乐有愉快的情绪反应。

(2)7~12个月：能引发婴幼儿跟着音乐节律随意摆弄身体。

(3)13~18个月：能引发婴幼儿感受音乐节奏带来的快乐，跟着音乐做动作。

(4)19~24个月：能引导婴幼儿随着音乐节奏做模仿动作，跟唱简单的歌曲。

(5)25~36个月：能引导婴幼儿跟着音乐唱唱跳跳，用声音、动作等方式表达自己感受。

25~30月龄音乐与律动活动设计与实施——《小木匠》

【活动目标】

1.在老师的指导下，能用身体动作及声音正确地表现音乐节奏。

2.尝试听着音乐，运用肢体有节奏地表演木匠锤木盒的动作。

3.乐于用肢体动作表现木匠劳动时的情景，感受劳动和表演的乐趣。

【活动前准备】

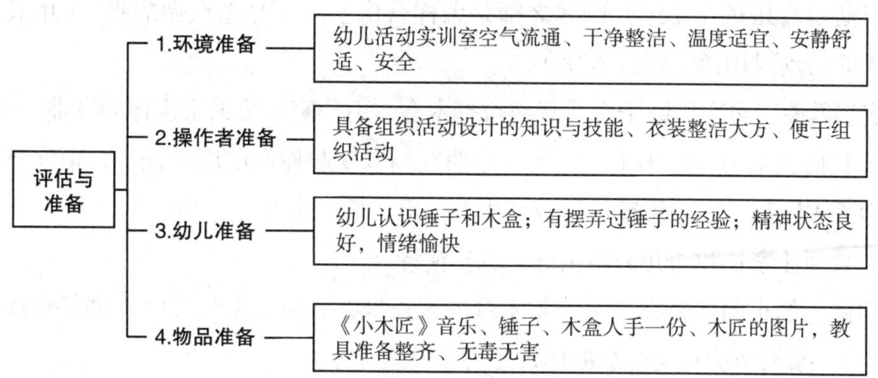

【活动设计】

25~30月龄音乐与律动活动《小木匠》活动设计

一、导入部分

1.教师引导家长和宝宝到活动室，向家长和宝宝问好

师：小朋友，快快来，今天我们要去参观小木匠建好的房子。教师边拍手边示意家长带领宝宝坐在活动室中间围坐成一个圆圈，教师邀请家长和宝宝一起拍手问好。

2.出示锤子、木盒，引导宝宝认识其外部特征。

师：宝宝们，你们猜猜这是什么？（展示小沙锤和小木盒）对了，这是锤子和小木盒，别看这个小沙锤小，作用可大着呢，这可是小木匠建房子的工具呢。

3.出示木匠用锤子敲打木桌的图片，引导幼儿认识木匠师傅的工作，并学习模仿动作。教师带领幼儿学习木匠师傅的动作。

4.让幼儿想象木匠用锤子钉东西会发出什么声音？鼓励幼儿自由的想象并用拟声词表达，如“叮当，叮当”。

二、主体部分

活动一：播放音乐《小木匠》，初步感受音乐律动的快乐

1.教师播放音乐，让幼儿完整欣赏音乐《小木匠》，感受乐曲的欢快，体验随着音乐盖房子的乐趣。

师：老师带来了一首关于盖房子的音乐，小朋友们听一听，听完有什么感受？

教师结合打击乐器示范歌曲说白，完整示范乐曲前半段，引导宝宝初步体验歌曲内容。

（1）教师手拿小沙锤有节奏地敲打木盒，并念说白。师：小木匠盖房子，敲敲打打叮叮当，房子盖好真得意。

（2）教师在唱歌的时候，有节奏地敲打木盒，家长引导宝宝欣赏并协助宝宝体验歌曲节奏。

活动二：学习小木匠，体现歌曲节奏

1. 教师对演奏音乐进行小结：刚才老师是怎样盖房子的，是怎么做的呀？（用肢体动作再次表现木匠劳动时用锤子敲打木盒）

2. 教师演唱歌曲，再次用锤子有节奏地敲打木盒，引导家长协助宝宝体验歌曲节奏。

师：今天我们也来当一回小木匠好吗？小朋友们，拿起你们前面的锤子，请你听着音乐和我一起学小木匠吧。宝宝用锤子跟着音乐的节奏，敲打木盒。

活动三：教师让家长和幼儿分组坐好，合作演绎《小木匠》

师：请拿锤子的小朋友坐在左边，拿木盒的家长坐在右边。家长和幼儿进行合作演奏歌曲《小木匠》。家长和幼儿配合歌曲用锤子有节奏地敲木盒。

活动四：幼儿自由表现，体验音乐律动的快乐

教师让宝宝在活动室里用锤子轻轻地敲打不同物品，如橱柜、椅子或桌子。家长带宝宝跟随音乐边唱边敲打，鼓励宝宝自由表现。

三、结束部分

1. 教具归类：游戏结束，教师引导幼儿共同整理玩教具，并归类，养成良好的习惯。

师：小朋友，我们一起学习并演奏了《小木匠》，通过敲击不同的物品，倾听不同声音，学习有节奏地敲击，体验音乐节奏活动的乐趣，小朋友们真棒！现在请各位小朋友把玩教具送回家，哪里拿的放回哪里去。

2. 放松环节：歌谣《小乌龟》

师：小朋友，我们来动动身体，做放松，跟老师一起来唱《小乌龟》的歌谣。

3. 总结评价：结束后及时记录和进行课堂反馈，在活动中是否尊重了幼儿的自主性。

4. 告别环节：播放音乐，引导幼儿跟其他宝宝拥抱告别。根据家长和幼儿表现，进行指导。记录宝宝的表现并进行评估。

5. 活动延伸：教师向家长、幼儿布置课后延伸任务。家长在家里放其他劳动者的相关音乐，比如交警吹口哨指挥交通的音乐，让幼儿模仿劳动者表演律动，感受音乐的快乐。下次课集体分享课后延伸活动成果。

【活动实施】

25~30月龄音乐与律动活动《小木匠》活动实施

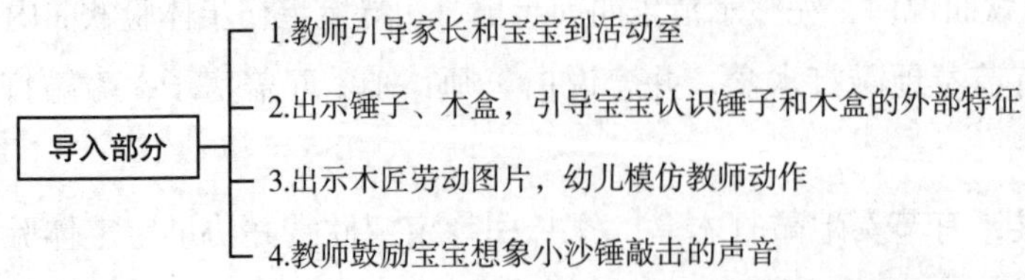

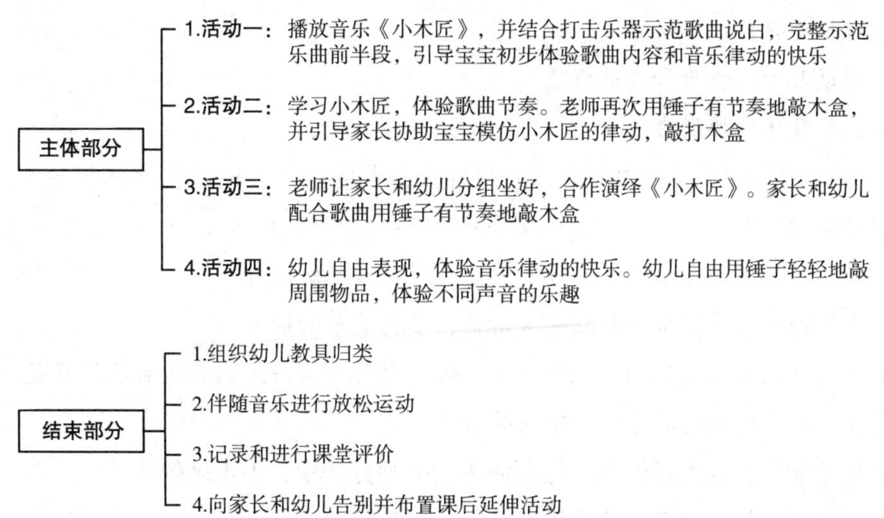

【活动后处理】

1. 组织婴幼儿进行放松休息，与家长沟通幼儿表现，进行现场指导。
2. 整理用物，洗手，喝水。
3. 记录幼儿的表现并进行个性情况评估。

【整体评价】

1. 着装规范，亲切大方，关爱幼儿。
2. 规范流畅完成音乐与律动活动的展示。
3. 指导家长有效参与音乐与律动活动。

【注意事项】

1. 教学设计思路清晰、教学环节包含导入部分、主体部分、结束部分，环节过渡自然，时间分配合理。教育内容符合婴幼儿年龄特点，具有一定的趣味性和教育性。

2. 音乐与律动活动适合幼儿年龄特征，操作时动作规范，难度与容量适度，紧扣活动教育目标。

3. 与家长、幼儿有良好的互动，能给予及时的肯定和鼓励。

【过关测验】

1. 婴幼儿音乐与律动活动的目标是（　　）

A. 通过多种形式的音乐活动促进婴幼儿音乐感受力和表现力的发展

B. 获得各种感官活动的经验

C.帮助孩子感受交往的愉悦

D.保障婴幼儿身心健康和谐地发展

E.提高孩子肢体的协调力

2.13~18个月的婴幼儿音乐与律动的教育目标及要求是（　　）

A.能引发婴幼儿跟着音乐节律随意摆弄身体

B.能引发婴幼儿感受音乐节奏带来的快乐，跟着音乐做动作

C.能引导婴幼儿随着音乐节奏做模仿动作，跟唱简单的歌曲

D.能引导婴幼儿跟着音乐唱唱跳跳，用声音、动作等多种方式表达自己的感受

E.能引发婴幼儿对熟悉的音乐有愉快的情绪反应

3.教师在律动活动中为发展幼儿个性所使用的下列方法中，不正确的是（　　）

A.让每位儿童能够认识到自己的提高

B.对不同的儿童提出不同的要求

C.给每位儿童成功表现自己的机会

D.让儿童相互竞争，相互比较

E.让每位儿童能够认识到自己的努力

4.为更好地发展幼儿的感受能力，幼儿听音乐进行动作反应时，教师应（　　）

A.在幼儿反应之前作出反应

B.在幼儿反应之后作出反应

C.和幼儿同时作出反应

D.带着幼儿做动作

E.比幼儿早做出反应

5.为了引导幼儿感知音乐的细节，体验音乐的暗示性，表达音乐速度的适宜性，在教学过程中，教师可采用（　　）

A.现场哼唱或演奏的方法　　B.示范的方法

C.分句欣赏的方法　　D.反复练习法

E.讲解的方法

【想一想】

许多研究都证明在音乐活动中运用创意的音乐律动有助于提升儿童创造力，让儿童从接触创意律动的过程中，体验到快乐，从而激发他们更好地成长。请你为19~24月龄的幼儿设计音乐与律动活动（包含活动名称、活动准备、活动过程、活动延伸）。

附：音乐与律动活动的设计与实施操作考核标准与评价表

音乐与律动活动的设计与实施操作考核标准与评价表

姓名：　　　　　　学号：　　　　　　班级：　　　　　　分数：

<table>
<tr><th>项目</th><th colspan="2">考核评价要点</th><th>分值</th><th>扣分</th><th>得分</th></tr>
<tr><td>目标
（5分）</td><td colspan="2">能准确口述活动目标、组织音乐与律动活动</td><td>5</td><td></td><td></td></tr>
<tr><td rowspan="4">活动前准备
（10分）</td><td>环境</td><td>正确评估环境，创设适宜活动环境</td><td>2</td><td></td><td></td></tr>
<tr><td>操作者</td><td>仪容仪表、普通话标准等</td><td>4</td><td></td><td></td></tr>
<tr><td>幼儿</td><td>经验准备、精神状态良好、情绪良好</td><td>2</td><td></td><td></td></tr>
<tr><td>物品</td><td>准备齐全，干净、无毒、无害</td><td>2</td><td></td><td></td></tr>
<tr><td rowspan="2">活动设计
（25分）</td><td colspan="2">精准把握教学活动要求，思路清晰，设计合理，内容完整，过渡自然</td><td>20</td><td></td><td></td></tr>
<tr><td colspan="2">恰当选择教学方法，给予适宜指导</td><td>5</td><td></td><td></td></tr>
<tr><td rowspan="7">活动实施
（40分）</td><td rowspan="2">交流沟通</td><td>与婴幼儿家长沟通良好</td><td>2</td><td></td><td></td></tr>
<tr><td>教师与家长一起组织音乐与律动领域活动</td><td>2</td><td></td><td></td></tr>
<tr><td rowspan="2">导入部分</td><td>组织婴幼儿课前问好</td><td>4</td><td></td><td></td></tr>
<tr><td>引起婴幼儿兴趣</td><td>4</td><td></td><td></td></tr>
<tr><td rowspan="2">主体部分</td><td>导入新课，明确教学目标</td><td>4</td><td></td><td></td></tr>
<tr><td>有效组织音乐与律动领域活动</td><td>20</td><td></td><td></td></tr>
<tr><td>结束部分</td><td>组织婴幼儿进行放松活动，布置课后延伸任务并告别</td><td>4</td><td></td><td></td></tr>
<tr><td rowspan="3">活动后处理
（10分）</td><td colspan="2">教具归类归位</td><td>3</td><td></td><td></td></tr>
<tr><td colspan="2">记录幼儿的表现并进行个性情况评估</td><td>3</td><td></td><td></td></tr>
<tr><td colspan="2">洗手，做好活动记录</td><td>4</td><td></td><td></td></tr>
<tr><td rowspan="3">整体评价
（10分）</td><td colspan="2">着装规范，亲切大方，关爱幼儿</td><td>3</td><td></td><td></td></tr>
<tr><td colspan="2">规范流畅完成音乐与律动领域活动的展示</td><td>3</td><td></td><td></td></tr>
<tr><td colspan="2">指导家长有效参与音乐与律动领域活动，不超过20分钟</td><td>4</td><td></td><td></td></tr>
<tr><td>合计</td><td colspan="2"></td><td>100</td><td></td><td></td></tr>
</table>

项目九　活动室区域创设

情境导入

托育机构老师组织孩子们去图书区看图书，请他们选择自己喜欢的绘本看，培养他们保护图书、喜欢看书的习惯，孩子们都显得比较高兴。刚开始的时候，纪律还比较好，可是后来孩子有的看看墙壁上的图案，有的看挂在天花板上的装饰品……

【工作任务】

1. 根据相应的年龄段设计幼儿的活动室区域。
2. 根据相应的年龄段对幼儿活动室投放适宜的材料。

学习目标

素质目标　1. 关心爱护幼儿。
2. 具有冷静、果断地发现问题和解决问题的能力。

知识目标　1. 说出幼儿照护环境创设的重要性。
2. 总结活动室整体设计布局要点。

能力目标　1. 能够用绘画、语言表达的方式描述自己的创设过程。
2. 能根据活动室的特点，合理分布各个活动区域。
3. 能根据各个活动区域的特点投放相应的材料。

【知识储备】

1. 活动室区域创设概述　利用活动室，提供并投放相应的设施和材料，为幼儿创设的分区活动的场所。如把活动室划分为若干个区域，并设有屏障构成若干相对固定的开放式区域，把幼儿活动材料按类别放入这些区域。所谓区域创设，它不是由教师事先设定教学程序，而是通过教师有目的、有计划地投放各种材料，创设活动环境，让幼儿在宽松和谐的环境中，按照自己的能力和意愿，自主地选择学习内容和活动伙伴，主动地进行探索与交往。

2.活动室区域创设的作用

（1）促进幼儿身体健康发展 活动室区域设置专门活动室可以为幼儿提供必要的活动空间，保障幼儿得到足够的锻炼。

（2）促进幼儿认知能力发展 开发并促进儿童的智力、思维、言语、动手操作等能力。

（3）促进幼儿社会性发展 使幼儿感知到人与人交往中的规则和社会要求，为后续步入社会发展打下坚实的基础。

（4）促进幼儿健康、健全的人格发展 有助于培养幼儿良好的自理能力和学习习惯，另一方面使他们能够在自由、宽松的环境中获得富有个性化的发展。

3.常见的活动区角及功能

（1）感官区 蒙台梭利博士认为，孩子从出生起，就会借助听觉、视觉、味觉、触觉等感官来熟悉环境、了解事物。玩教具准备可参考蒙台梭利感官教具，包括长棒、彩色圆柱、构成三角形、听觉瓶、嗅觉瓶、味觉瓶、温觉板等。

（2）阅读区 主要功能是通过图书、图片、头饰、手偶等的观察、操作、拼摆等讲述活动，发展幼儿的观察能力和语言表达能力。

（3）美工区 主要功能是通过撕、贴、剪、画、捏、做等美术操作表现活动，发展幼儿的动手操作能力及欣赏美、表现美和创造美的能力。

（4）科学区 主要功能是通过各种科学小游戏及数学操作活动，从小培养幼儿对科学探索的兴趣，发展幼儿数学能力和动手操作等能力。

（5）表演区 是幼儿喜爱的一种区域活动。在表演游戏中，幼儿可以充分发挥自己的想象，并努力去营造快乐的氛围，与同伴交往并获得快乐体验。

（6）角色区 主要功能是通过在游戏中扮演各种角色，模仿社会活动，发展幼儿社会性和语言能力，丰富生活经验。

（7）建构区 主要功能是通过利用各种结构玩具或材料构造物体形象，发展幼儿动作技能和社会性，丰富科学和数学经验，提高审美能力。

4.活动室整体设计布局要求

①有利于幼儿的学习操作及环境探索，强调和谐性和美观度。

②活动室空间足够宽敞，各个空间活动区进行合理的分区设计。动静分开，避免相互干扰。

③活动区域设置的数量一般应考虑在5~6个区域。

④每个区域的位置根据其自身特点充分考虑。阅读区应布置在靠近窗户，光线充足的地方；科学区应布置在面积相对较大的地方，并设有桌子便于操作；美工区应布置在靠近水源的地方；角色区应布置于角落，减少对其他活动区的干扰；建构区布置于角落，且安置地垫或地毯。

⑤活动室内要配备充足的收纳柜，适当地培养孩子们自主收纳的能力。活动室区域内的材料应符合区域特点，大小重量适度、无毒无害，符合安全标准。

5. 平面设计图 通过不同的基本图形，按照一定的规则在平面上组成图案，表达其思想。活动室平面设计图要能够根据主题和幼儿年龄需要，合理安排空间。从格局方面上看，要考虑窗户、门的设置。也要考虑留有足够的集体教学活动空间。

活动室区域创设

【活动目标】

1. 顺利完成并展示活动室区域规划设计图。
2. 清晰讲解区域的划分与功能及某一区域的材料投放。
3. 能意识到幼儿照护环境创设的重要性，爱护幼儿。

【活动前准备】

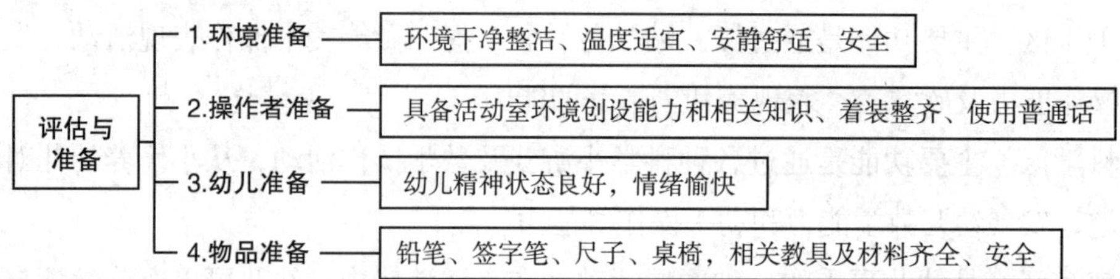

【活动实施】

1. 绘制活动室区域设计图

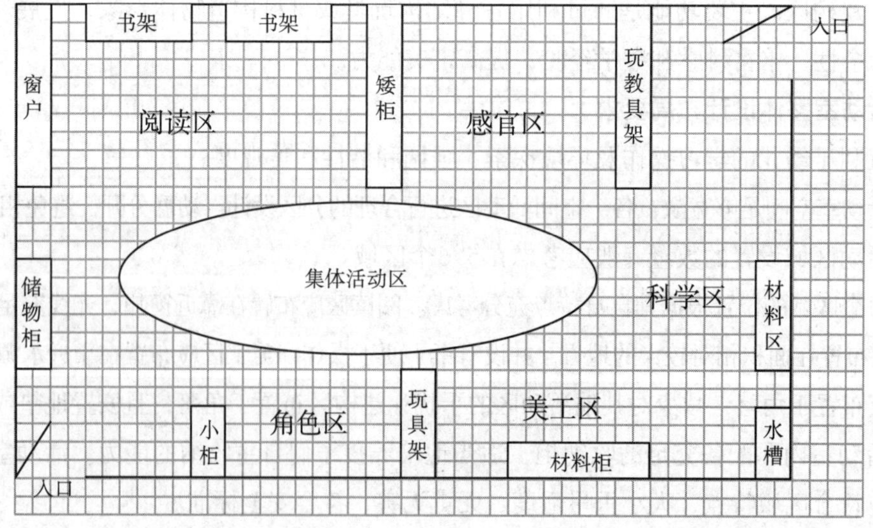

2.展示并讲解活动室区域创设设计图

（1）活动室区域划分原则　活动室划分5~6个区域。每个区域的位置根据其自身特点充分考虑两点：一是场地选择符合各区特点，二是各区之间有机组合。

（2）接下来重点对活动区内部构思进行说明　活动室共设计了5个活动区，分为角色区、美工区、感官区、科学区、阅读区五个部分。阅读区靠近窗户，光线充足；科学区面积相对较大并设有桌子便于操作；美工区靠近水源；角色区位于角落，减少对其他活动区的干扰。

（3）介绍各区域的功能　角色区可以充分发展幼儿的社会性和语言能力，丰富生活经验。美工区发展幼儿的动手操作能力及欣赏美、表现美和创造美的能力。感官区能借助感官来熟悉环境、了解事物。科学区从小培养幼儿对科学探索的兴趣，发展幼儿数学能力和动手操作等能力。阅读区发展幼儿的观察能力和语言表达能力。

3.材料投放（选择下列其一来介绍）

（1）角色区　投放家具、娃娃、娃娃用品、家用电器厨房用具、各类食物模型等。

（2）美工区　投放橡皮泥、彩泥、面团、黏土、泥工成品、模具、木板、辅助材料（塑料刀、牙签、压模、木棒）等。

（3）阅读区　提供画面简单，颜色鲜艳，以家庭生活、幼儿园生活、小动物的内容为主的图书等。

（4）感官区　提供插座圆柱体（4组）、粉红塔、棕色梯、红棒、彩色圆柱体、圆柱体阶梯、色板、立体几何组及投影板、构成三角形、布盒、听筒等。

（5）科学区　橡皮泥、纸盒、纸盘、纸杯、棉签、吸管、漏斗、量杯和勺子、塑料杯、镊子、滴管等。

【活动后处理】

1.整理好用物并摆放回指定的地方，洗手。

2.及时记录并反思活动室区域创设的情况。

【整体评价】

1.着装规范，亲切，教态大方。

2.活动室区域创设科学合理，适宜幼儿活动，且能正确绘制平面图。

3.规范流畅完成活动室区域创设的展示。

4.材料投放适宜且具有一定的安全意识。

【注意事项】

1.活动室区域创设要符合幼儿年龄特点，空间布局合理，区域划分明确，适宜幼儿活动。

2.讲解平面设计图时要详细、准确、全面，条理清晰；语言简洁流畅，教态自然大方。

【过关测验】

1.活动室区域内的材料最应遵循（　　）

A.安全无毒，符合安全标准　　B.色彩丰富，富有童真

C.大小和重量适宜　　D.经济实惠

E.价格贵

2.主要功能是通过撕、贴、剪、画、捏、做等美术操作表现活动，发展幼儿的动手操作能力及欣赏美、表现美和创造美的能力的区域是（　　）

A.图书区　　B.美工区

C.科学区　　D.感官区

E.益智区

3.活动室内要配备充足的收纳柜的原因是（　　）

A.自然地划分各个区域　　B.培养孩子们自主收纳的能力

C.美观简洁　　D.避免相互打扰

E.赏心悦目

4.下面哪一个区域要设置在光线明亮且安静的地方（　　）

A.美工区　　B.建构区

C.阅读区　　D.科学区

E.表演区

5.活动室内的环境一定要温馨，但要（　　）

A.避免过多的材料、颜色等产生过多刺激

B.都靠近水源的区域

C.色彩越丰富越好，富有童真

D.收纳箱越多越好，方便幼儿取物

E.色彩单一

【想一想】

明天托育园是社区新开的托育园，小璇作为一名刚从学校毕业的新教师，园长现在需要她帮忙设计托育园的区域划分，可作为一名新教师，小璇的经验不足，她也意识到上托

育园对于幼儿来说很重要，不但能学到知识，培养情感，获得生活幸福感，更重要的是在托育园能与同伴友好交往。托育园是欢乐的源泉，是幼儿健康成长温暖的家。请您帮助小璇对新班级的活动室区域进行创设，要求：

1. 绘制一张活动室内区域划分平面图，清晰讲解区域的划分与功能。

2. 选择一个区域进行材料投放说明。

附：活动室区域创设考核标准与评价表

活动室区域创设考核标准与评价表

姓名：　　　　学号：　　　　班级：　　　　分数：

项目	考核评价要点		分值	扣分	得分
目标（5分）	顺利完成活动室区域划分设计图，讲解区域的划分与功能及某一区域的材料投放		5		
活动前准备（10分）	环境	正确评估环境，创设适宜活动环境	2		
	操作者	具备活动室环境创设能力和相关知识，仪容仪表、普通话标准	4		
	幼儿	精神状况良好，情绪愉悦	2		
	物品	准备齐全，干净、无毒、无害	2		
实施活动（60分）	绘制设计图	准确把握活动室规划需求，空间布局合理，区域划分明确	10		
		教育理念科学、设计思路清晰	5		
		图谱绘制准确	10		
	展示设计图	活动区域内部构思说明合理、清晰	10		
		区域划分及功能讲解明晰，完整	5		
		语言简洁流畅，教态自然大方	10		
	材料投放	材料投放丰富、适宜，符合区域特点	5		
		具有一定安全意识	5		
活动后处理（10分）	整理好用物并摆放回指定的地方，洗手		5		
	及时记录并反思活动室区域创设的情况		5		
整体评价（15分）	着装规范，亲切，教态大方		5		
	活动室区域创设合理，正确绘制平面图，并能规范流畅完成领域活动的展示		5		
	材料投放适宜且具有一定的安全意识		5		
合计			100		

过关测验参考答案

1.1 小儿气管异物急救术

1. E 2. A 3. A 4. E 5. B

1.2 小儿心肺复苏术

1. D 2. B 3. A 4. C 5. A 6. C

1.3 溺水患儿的急救

1. A 2. E 3. B 4. C 5. E

1.4 热性惊厥患儿的急救

1. D 2. B 3. D 4. D 5. C

1.5 触电患儿的院前急救

1. D 2. AB 3. B 4. D 5. A

1.6 烫伤患儿的院前急救

1. E 2. B 3. A 4. C 5. ACE

1.7 外伤出血患儿的院前急救

1. A 2. C 3. B 4. ABC

1.8 四肢骨折患儿的院前急救

1. E 2. A 3. E 4. E 5. ADE

1.9 头皮血肿患儿的院前急救

1. B 2. A 3. C 4. E 5. B

1.10 毒蜂蜇伤患儿的院前急救

1. A 2. A 3. D 4. D 5. B

1.11 食物中毒患儿的院前急救

1. B 2. C 3. E 4. B 5. ABCDE

1.12 温箱的使用

1. D 2. C 3. C 4. C 5. C

1.13 蓝光箱的使用

1. D 2. E 3. C 4. B 5. E

2.1 生命体征的测量

1. E 2. B 3. B 4. E 5. A 6. B 7. A 8. B 9. B 10. A

2.2 体格发育指标的测量

1. D 2. B 3. D 4. E 5. C 6. D 7. D 8. C 9. C 10. A

2.3 婴儿抚触

1. C 2. D 3. C 4. E 5. B

2.4 幼儿冷水浴锻炼

1. D 2. D 3. E 4. BCD 5. BCE

2.5 儿童遗尿的干预

1. D 2. D 3. D 4. ABCDE 5. ACDE

2.6 小儿喂药的指导

1. C 2. E 3. A 4. AD

3.1　母乳喂养的指导
1. C　2. A　3. C　4. E　5. ABCD

3.2　人工喂养法
1. A　2. D　3. A　4. A　5. D

3.3　婴儿沐浴
1. C　2. C　3. A.　4. C　5. D

3.4　脐部护理
1. E　2. E　3. B　4. D　5. C

3.5　更换尿布
1. C　2. B　3. D　4. C　5. B

3.6　尿布皮炎的护理
1. E　2. C　3. D　4. A　5. D

3.7　幼儿穿脱衣物指导
1. D　2. B　3. A　4. B　5. D

3.8　七步洗手法
1. D　2. E　3. C　4. A　5. ABCDE

3.9　指导幼儿水杯饮水
1. D　2. E　3. E　4. E　5. C

3.10　指导幼儿刷牙
1. C　2. C　3. E　4. C　5. B

3.11　指导幼儿进餐
1. D　2. E　3. B　4. E　5. A

3.12　指导幼儿如厕
1. C　2. E　3. ABC　4. ABCD　5. ABD

3.13　儿童推车的使用
1. B　2. D　3. D　4. ABCE

4.1　粗大动作发展活动的设计与实施
1. B　2. A　3. A　4. D　5. C

4.2　精细动作发展活动的设计与实施
1. B　2. A　3. A　4. C　5. C

4.3　语言发展活动的设计与实施
1. B　2. C　3. C　4. A　5. C

4.4　认知发展活动的设计与实施
1. A　2. B　3. D　4. C　5. B

4.5　社会性发展活动的设计与实施
1. C　2. B　3. C　4. C　5. A

4.6　亲子活动的设计与实施
1. D　2. A　3. A　4. D　5. C

4.7　幼儿讲述故事
1. A　2. D　3. C　4. B　5. D

4.8　音乐与律动活动的设计与实施
1. A　2. B　3. D　4. B　5. A

4.9　活动室区域创设
1. A　2. B　3. B　4. C　5. A

参考文献

[1] 王苏平，高凤.儿科护理学［M］.北京：人民卫生出版社，2019.

[2] 陈建军.婴幼儿护理操作指南［M］.北京：人民卫生出版社，2018.

[3] 王卫平，孙锟，常立文.儿科学［M］.9版.北京：人民卫生出版社，2018.

[4] 陈孝平，汪建平，赵继宗.外科学［M］.9版.北京：人民卫生出版社，2018.

[5] 潘建明，谢玉琳，马仁海.幼儿照护职业技能教材（初级）［M］.长沙：湖南科学技术出版社，2020.

[6] 潘建明，蒋晓明，任江维.幼儿照护职业技能教材（中级）［M］.长沙：湖南科学技术出版社，2020.

[7] 李蕾，张志泉，郑成中，等.儿童溺水的防治方案专家共识［J］.中国当代儿科杂志.2021，23（1）：12–17.

[8] Szpilman D，Webber J，Quan L，et al.Greating a drowning chain of survival［J］.Resuscitation，2014，85（9）：1149–1152.

[9] 孙琪，金志鹏.2020年美国心脏协会心肺复苏及心血管急救指南——儿童、新生儿基础和高级生命支持更新解读［J］.中华实用儿科临床杂志，2021，36（5）：321–327

[10] 陈雅芳，曹桂莲.0~3岁儿童亲子活动设计与指导［M］.上海：复旦大学出版社，2014.

[11] 傅建明，虞伟庚.学前教育原理［M］.上海：复旦大学出版社，2020.

[12] 孔宝刚，盘海鹰.0~3岁婴幼儿保育与教育［M］.上海：复旦大学出版社，2015.

[13] 陈征，黄惠琴.学前儿童卫生与保育［M］.北京：首都师范大学出版社，2020.

[14] 王潇.幼儿园健康教育与活动指导［M］.上海：华东师范大学出版社，2021.

[15] 徐小妮.0~3岁儿童早期教育概论［M］.上海：复旦大学出版社，2021.

[16] 李晦桐，李圣丽.三岁前儿童动作发展的教养［M］.天津：天津科学出版社，1988.

[17] 朱娜珍.幼儿园早期阅读活动指导与实施［M］.福州：福建人民出版社，2018.

[18] 罗秋英.学前儿童心理学［M］.上海：复旦大学出版社，2019.

[19] 冯国强.0~3岁婴幼儿游戏［M］.上海：华东师范大学出版社，2017.

[20] 卢伟.学前儿童语言教育活动指导［M］.上海：复旦大学出版社，2021.